Mosaik
bei GOLDMANN

Buch

Diese praxisorientierte Einführung in den Gebrauch von Johanniskraut zur Heilung von Krankheiten stellt ein wahres Wundermittel der Pflanzenheilkunde vor. Bereits die Ärzte der Antike und des Mittelalters wußten, daß Johanniskraut das Mittel zur Heilung von Depressionen schlechthin ist. Die neuesten Forschungen belegen dieses überlieferte Wissen. Johanniskraut hilft gegen Depressionen – und das, ohne irgendwelche Nebenwirkungen und Abhängigkeiten zu provozieren. Auch bei Beschwerden der Wechseljahre, bei der Wundheilung, bei Kopfschmerzen und bei der Behandlung von Magen-Darm-Erkrankungen leistet Johanniskraut wertvolle Dienste. Der praxisorientierte Teil gibt genaue Dosierungsanleitungen und zeigt die vielfältigen Anwendungsmöglichkeiten von Johanniskraut auf. Am Ende des Buches steht eine kleine Einführung in die magische und kultische Bedeutung von Heilpflanzen, die zu Unrecht in Vergessenheit geraten sind.

Autorin

Maria Szabó hat Psychologie und Naturheilkunde studiert und arbeitet seit vielen Jahren als freie Journalistin und erfolgreiche Sachbuchautorin. Sie lebt in München und Budapest.

MARIA SZABÓ

Johannis-kraut

Zauberkraut und Heilpflanze

Mosaik
bei GOLDMANN

Die hier vorgestellten Informationen sind nach bestem Wissen und Gewissen geprüft, dennoch übernehmen die Autorin und der Verlag keinerlei Haftung für Schäden irgendeiner Art, die sich direkt oder indirekt aus dem Gebrauch der hier vorgestellten Anwendungen ergeben. Bitte beachten Sie in jedem Falle die Grenzen der Selbstbehandlung und nehmen Sie bei Krankheitssymptomen professionelle Diagnose und Therapie durch ärztliche oder naturheilkundliche Hilfe in Anspruch.

Umwelthinweis:
Alle bedruckten Materialien dieses Taschenbuches
sind chlorfrei und umweltschonend.

Der Goldmann Verlag
ist ein Unternehmen der Verlagsgruppe Bertelsmann

Originalausgabe Juni 1998

Umschlaggestaltung: Design Team München
unter Verwendung folgender Fotos:
Umschlag: Guido Pretzl
Umschlaginnenseiten: Guido Pretzl
DTP-Satz: Barbara Rabus
Druck: Presse-Druck Augsburg
Verlagsnummer: 16152
Konzeption und Realisation:
Christine Proske, Ariadne Buchkonzeption, München
Redaktion: Agnes Pfitzner-Bakker, Alexandra Bauer
Illustrationen: Eduard Wimmer-Laur
Kö · Herstellung: Sebastian Strohmaier
Made in Germany
ISBN 3-442-16152-5

1 3 5 7 9 10 8 6 4 2

Inhalt

Vorwort 7

Das Johanniskraut 11

Die Geschichte des Johanniskrauts 11

Die religiöse und magische Bedeutung
des Johanniskrauts 14

Botanische Merkmale, Herkunft und
geographische Verbreitung 18

Die Inhaltsstoffe des Johanniskrauts
und ihre pharmazeutische Verwendung 22

»Licht in die Dunkelheit«
mit Johanniskraut 25

Die weiteren medizinischen Verwendungs-
möglichkeiten von Johanniskraut 35

Die praktische Anwendung
des Johanniskrauts 39

Anwendungsformen 39

Johanniskraut gegen Beschwerden 51

Johanniskraut in der Kosmetik 80

Anpflanzen, Sammeln, Trocknen und Lagern 86

Eine kleine Geschichte
der Kräuterheilkunde 91

Die Beziehung zwischen Mensch und Natur
in den alten Hochkulturen und in der Gegenwart . . 91

Die magische, kultische und medizinische
Bedeutung der Pflanzen 94

Das Natur- und Pflanzenwissen der größten
Heilkundigen der Antike und des Mittelalters . . . 98

Anhang

Begriffserläuterungen 105

Literaturverzeichnis 108

Liste der Johanniskrautpräparate
und ihrer Anwendungsgebiete 110

Danksagung 120

Register 122

Vorwort

»Das größte Glück des Menschen ist, das Erforschliche erforscht zu haben und das Unerforschliche ruhig zu verehren.«
Johann Wolfgang von Goethe

Der rote Saft des Johanniskrauts, der heute unter den Namen Johanniskrautöl oder Rotöl im Handel ist, wurde bereits vor mehr als 1000 Jahren von den Ärzten der Antike gegen »melancholische Gedanken«, zur Wundheilung, gegen Gliederschmerzen und Durchfall eingesetzt.

Heute finden wir unter dem breiten Spektrum der Anwendungsgebiete des Johanniskrauts hauptsächlich psychische Beschwerden. Das deutsche Arzneimittelverzeichnis *Rote Liste 1997* zählt ca. 30 verschiedene pflanzliche Antidepressiva auf, die aus Johanniskraut-Extrakten bestehen. Die dort aufgeführten Anwendungsbereiche umfassen psychovegetative Störungen, Angst, nervöse Unruhe, Depressionen, Klimakteriumsbeschwerden, Antriebsmangel, Lustlosigkeit sowie Bettnässen.

Im Gegensatz zu den uns seit längerer Zeit bekannten Phytopharmaka (Baldrian, Hopfen, Melisse) macht Johanniskraut nicht müde, sondern hat eher eine aufheiternde und vitalisierende Wirkung, die nicht nur die Lebenslust, sondern auch die körperliche und seelische Belastbarkeit erhöht.

In den Jahren 1996 und 1997 wurde eine Reihe von klinischen Untersuchungen durchgeführt, die die antidepressive Wirkung von standardisierten Hypericum-Extrakten prüfte. Die Ergebnisse zeigen, daß Hypericum-Extrakte die neuronale

Noradrenalin- und Serotonin-Wiederaufnahme stark hemmen, ähnlich wie die klassischen synthetischen Antidepressiva, jedoch ohne ihre zahlreichen Nebenwirkungen. Daher können Johanniskrautpräparate unbedenklich über einen längeren Zeitraum eingenommen werden – sie schränken auch die Reaktionsfähigkeit (z. B. beim Autofahren) nicht ein. Die antidepressive Wirkung stellt sich, wie bei den chemischen Serotonin-Wiederaufnahmehemmern, erst nach etwa zwei Wochen regelmäßiger Einnahme ein. Hypericum-Extrakte stellen somit eine wirkliche und vor allem nebenwirkungsarme Alternative zu den synthetischen Psychopharmaka dar. Den »mittelalterlichen Teufelsaustreiber«, das Johanniskrautöl (Rotöl), führt die *Rote Liste 1997* aber auch als pflanzliches Wundbehandlungsmittel vor allem bei Sonnenbrand und Verbrennungen.

Dieses Buch stellt die vielfältigen therapeutischen Anwendungsmöglichkeiten von Johanniskraut-Extrakten vor, die sich auf wissenschaftliche Untersuchungen der letzten Jahrzehnte, aber auch auf die 2000jährige Geschichte des Heilmittels Hypericum perforatum stützen.

Sowohl die Ärzte der Antike als auch berühmte Heilkundige des Mittelalters schrieben der Heilpflanze allerdings nicht nur eine medizinische, sondern auch eine magische und religiöse Bedeutung zu. Der erste Teil dieses Buchs behandelt die Geschichte des Johanniskrauts und dessen Verwendung in der Vergangenheit.

Darüber hinaus versucht dieses Buch, die dringliche Notwendigkeit eines neuen Bewußtseins zu vermitteln, das den Menschen wieder mit der Natur in Einklang bringen soll. Zusammen mit unserem »alten Verbündeten« können wir die seelischen und körperlichen Beschwerden nicht nur leichter bewältigen, sondern auch besser verstehen. Die Heilpflanze Johanniskraut wird dabei in ihrer Ganzheit beschrieben, damit die therapeutische Wirkung verstanden werden kann.

Doch auch uralte Erfahrungen der Menschheit werden hier einfließen. Sie stehen in engem Zusammenhang mit den Rhythmen der Natur und stammen aus einer Zeit, in der die Menschen noch mit dieser vertraut waren. Für die richtige Art und den richtigen Zeitpunkt der Anpflanzung und der Ernte spielen auch die Mondphasen eine entscheidende Rolle. Die zunehmenden und abnehmenden Monde sowie der Neu- und Vollmond beeinflussen nicht nur das Klima, sondern auch den Anbau und die Qualität der Pflanzen.

Wer frisches, selbstgepflücktes Johanniskraut verwenden oder Johanniskrautöl selbst anfertigen möchte, findet hier nützliche Ratschläge. Es werden sowohl die Vorteile als auch die Nachteile selbstangefertigter Präparate besprochen, damit sich jeder für die optimale Form der Arzneipflanze entscheiden kann.

Das Johanniskraut

Die Geschichte des Johanniskrauts

Die Naturforscher der Antike berichten über das Johanniskraut zunächst als »Cheironswurzel Hypericum olympicum«. Allein dieser Name, der ein halbes Jahrtausend vor dem Mittelalter eingeführt wurde, spricht dafür, daß die Pflanze ihre magisch-mystische Bedeutung bereits in der Antike erlangte. Cheiron, der Kentaur, verkörpert in der mythologischen Geschichte die Instinkte, die gezügelt werden sollten. Diese Symbolik der besiegten animalischen Instinkte entspricht der ausgleichenden und dabei gleichzeitig vitalisierenden Wirkung des Johanniskrauts auf das zentrale Nervensystem. Cheiron war der große Heiler der griechischen Mythologie, der zwar seine eigene Wunde – sein Bein wurde von einem Pfeil getroffen – nicht heilen konnte, dafür aber alle anderen Menschen.

Seine Geschichte kann mehrfach mit der Bedeutung des Hypericum perforatum in Verbindung gebracht werden, denn die Heilpflanze wurde bereits in der Antike für die Behandlung von offenen Wunden verwendet. Der Name Hypericum stammt aus dem Griechischen und bedeutet »Über-Bild«, was darauf hinweisen könnte, daß bereits die Griechen die Pflanze über die Bilder ihrer Götter hängten, um damit böse Geister fernzuhalten.

Der griechische Arzt Dioskurides berichtete in seinem Kräuterbuch über das Johanniskraut. Er führt die Pflanze unter dem mittelalterlichen Namen Hartheu auf. Dioskurides stellte in seinem Buch vier Arten der Hypericumpflanze vor und

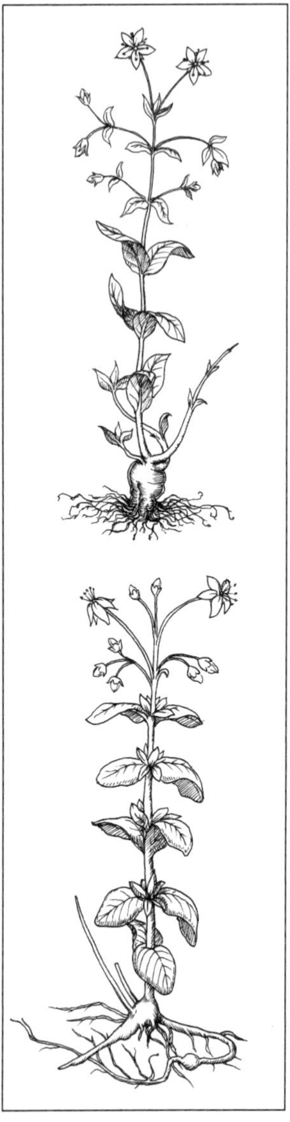

beschrieb die Indikationen, für die damals diese Pflanzen verordnet wurden:

»er (der Same des Harthews) treibt die Gall und gallmäßige Überflüssigkeit durch den Stuhlgang aus (...) Harthew zerflossen und wie Pflaster überlegt heilt den Brand und gebrandte Schäden ...«

Auch unsere abendländische Heilkunde kannte bereits im zwölften Jahrhundert die Pflanze, denn Hildegard von Bingen erwähnt in ihrer Physica ein pflanzliches Heilmittel namens Hartenauwe (Hartheu).

Paracelsus schätzte das Johanniskraut besonders. Er erkannte seine Heilwirkung auf die Psyche. Um 1525 schrieb er:

»das sol ietlicher arzt wissen/ das got ein groß arcanum in das kraut gelegt hat/alein von wegen der geister und dollen fantasien/ die den menschen in verzweiflung bringen – und nicht durch den teufel/sondern durch natur/wan got zu allen krankheiten arznei beschaffen/wie sie sind ...«

Er nannte das Johanniskraut »Nervenkraut« und »Sonnenschein für die Seele«. Außer den

oben: Hartheu; *unten:* Cunrad

auf die Psyche wirkenden Heileigenschaften betonte Paracelsus auch die wundheilende und wurmtreibende Wirkung der Pflanze.

Auch Hieronymus Bock, ein Botaniker und Zeitgenosse von Paracelsus, schrieb in dem berühmten Kräuterbuch über das Johanniskraut:

»Die Glieder zum Tag zwei mal mit S. Johans Kraut gerieben, vertreibe das Zittern (...) Für den flüssigen bauch/mach von S. Johans Kraut ein Fußbad, es hilfft (...) Hartheu-Öl in die frische Wunden gestrichen; heftet sie zusammen ...«

So wie Dioskurides und viele andere Wissenschaftler der Antike unterschied auch Hieronymus Bock zwei Arten der Hypericum-Pflanze: das »Klein-Harthaw« das und »Gemein-Harthaw«.

Wie man aus den Texten entnehmen kann, wurde das Johanniskraut sowohl in der Antike als auch im Mittelalter z. B. bei den folgenden Beschwerden empfohlen: Wund- und Brandheilung, Durchfall, Bauchschmerzen, Vergiftungen sowie psychischen (gespenstischen) Beschwerden. Folg-

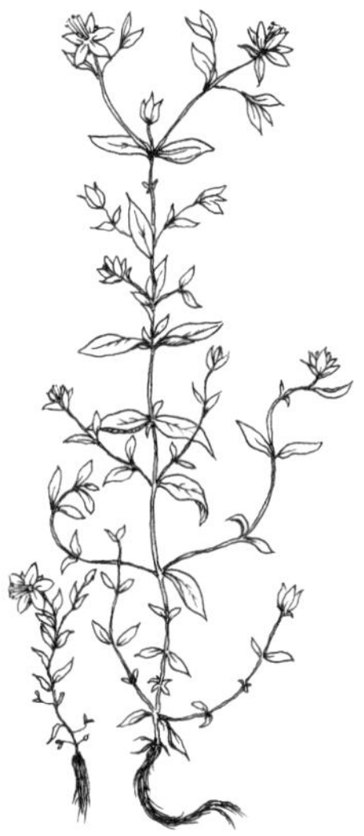

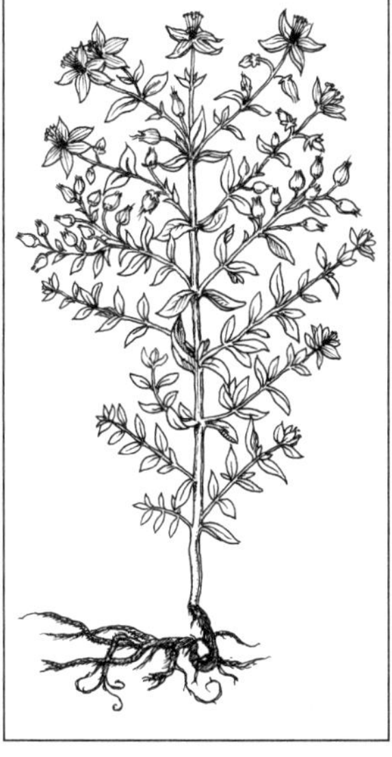

oben: Klein-Harthaw; *unten:* Gemein-Harthaw

lich gab es schon damals zwei Arten der Verwendung des Johanniskrautöls: die innere und äußerliche. Und Paracelsus verarbeitete die Pflanzen bereits zu Tinkturen.

Im Laufe des letzten Jahrhunderts ist das Johanniskraut allerdings in Vergessenheit geraten. In den dreißiger Jahren des 20. Jahrhunderts konnte man zwar seinen Hauptinhaltsstoff, das Hypericin, chemisch isolieren, es vergingen jedoch noch mehrere Jahrzehnte, bis das Hypericum perforatum medizinisch und pharmakologisch untersucht wurde. Erst nachdem 1984 über die Pflanzendroge Hyperici herba eine pharmazeutische Monographie erschienen war, fertigte man Extrakte aus der Pflanze an.

Seit den neunziger Jahren gehört das Johanniskraut zu den beliebtesten Heilpflanzen. Fertigpräparate können auch ohne Rezept in der Apotheke in unterschiedlichen Formen und Dosierungen gekauft werden.

Dieser späte Aufschwung des Johanniskrauts hängt wohl damit zusammen, daß seine Inhaltsstoffe nur schwer isoliert und ihre Heilwirkungen schwer analysiert werden konnten. Bis heute sind die Forschungen bezüglich Inhaltsstoff und Wirkung längst nicht abgeschlossen.

Die religiöse und magische Bedeutung des Johanniskrauts

Es besteht ein enger Zusammenhang zwischen der Pflanze Johanniskraut und ihrem Namensgeber Johannes dem Täufer. Auch andere Namen der Pflanze weisen auf die Verbindung zu ihm – und zu Christus – hin: St. Johannesblut, Christi Kreuzblut, Unseres Herrgotts Wunderkraut.

Der Geburtstag des Propheten, der als Vorgänger Jesu gilt, fällt auf den 24. Juni. Dieser Tag ist seit dem fünften Jahrhundert ein Festtag für die Christen. Er wurde mit dem uralten heidnischen Sommersonnenwendfest (21. Juni) zusammengelegt und mit ähnlichen Ritualen gefeiert. Bei diesen Feiern spielte das Johanniskraut – als magische Pflanze – schon immer eine wichtige Rolle.

In der Nacht des längsten Tages des Jahres (Sommersonnenwende) entzündeten die Menschen ein Feuer, in denen magische Pflanzen, die zum Wirkungskreis der Sonne gehörten – vor allem Johanniskraut –, verbrannt wurden. An diesem Tag erreicht die gespeicherte Sonnenkraft in vielen Pflanzen, auch im Johanniskraut, ihren Höhepunkt, d. h. seine Wirkungskraft ist am stärksten. Deshalb soll man die Pflanze an diesem Tag sammeln. Nach der alten Tradition wurden in der Johannisnacht Johanniskrautkränze aufgehängt: in der Zeit vor Christi Geburt über die Altäre der Götter, um böse Geister fernzuhalten, in der Zeit nach Christi Geburt über die Fenster, um damit Unwetter und »lästige angezauberte Liebe« abzuweisen.

Der mittelalterliche Name »Fuga daemonum« weist darauf hin, daß die Menschen der Pflanze eine »dämonische Kraft« zuschreiben, die dabei half, böse Geister fernzuhalten oder zu vertreiben. Die dem Johanniskraut angedichtete Magie erstreckte sich auch darauf, gegen Gewitter, Blitz und sogar auch gegen Feuerschäden zu wirken. Ein alter Vers, in dem die Pflanze mit dem Namen »Hartenaue« erwähnt wird, berichtet darüber: »Ist denn keine alte Frau, die kann pflücken Hartenaue, daß sich das Gewitter staue?« Wenn man Johanniskrautkränze ans Fenster steckte, glaubte man, damit das Gewitter zu vertreiben. Das Phänomen, daß beim Zerdrücken der Pflanze roter Saft herausfließt, war wohl ein weiterer Grund für die häufige Verwendung des Johanniskrautes in der Magie. Der rote Saft wurde mit Blut in Analogie gesetzt, wie auch die Namen Kreuzblut oder Blutkraut zeigen. Es ist eine interessante Verknüpfung, daß die Blütezeit der Pflanze Ende August endet, genau dann also, als Johannes der Täufer enthauptet wurde (29. August). Einer alten Überlieferung nach entstand die Pflanze aus dem Blut, das bei der Enthauptung des Johannes in den Boden eingedrungen ist. Das Johanniskraut wurde auch als Liebesorakel angewendet. Alte Geschichten erzählen, daß Johanniskraut oft mit anderen ähnlich aussehenden Pflanzen verwechselt wurde. In diesen Fällen mußte man prüfen, ob die Blume auch wirklich den roten Saft des Johanniskrauts enthielt, um ganz sicher zu sein, daß man das richtige Gewächs verwendete. Aus dieser Zeit stammt das folgende Orakelspiel:

»Bist du mir gut,
Gibst du mir Blut,
Bist du mir gram,
Gibst du mir Schlamm.«

Dieses kleine Gedicht wurde von jungen Mädchen aufgesagt, die ihre Zukunft in der Liebe herausfinden wollten. Wenn die Johanniskrautpflanzen, die in Vasen gesteckt wurden, am Tag des Johannes verwelkten, war eine zukünftige Eheschließung eher unwahrscheinlich. Falls sie frisch blieben, wurde der Heiratstermin festgelegt. Am 24. Juni warf man Kränze, die aus Johanniskraut gebunden waren, auf die Dächer der Häuser. Nach dem Volksmund sollte diese Sitte die Gebäude vor einem Brandschaden bewahren. Eine schwäbische Vorstellung besagt, daß die Pflanze zu denjenigen Kräutern gehört, die am Maria Himmelfahrtstag neben Thymian, Gartenraute, Gundelrebe, Liebstöckel und Eberraute der Maria Mutter Gottes geweiht sind. Auch sollte dieses Wunderkraut jeden Fluch von verhextem Vieh nehmen. Mittlerweile ist es uns bekannt, daß das Vieh, wenn es auf der Weide zuviel Johanniskraut gefressen hat, Ekzeme und verschiedene krankhafte Hautveränderungen bekommt. Dieser Fluch stand wahrscheinlich damit in Verbindung.

Die »Sonnenpflanzen«, zu denen auch das Johanniskraut zählt, eignen sich am besten für magische und alchimistische Zwecke. In der Alchimie wurde eine Pflanze gesucht, mit deren Hilfe man alles in Gold verwandeln konnte. Die gelbleuchtenden Blüten des Johanniskrauts, die beim Zerdrücken ihre Farbe von Gelb in Rot ändern, schienen die magische Fähigkeit dieser Umwandlung am besten zu zeigen. Das Ziel der Alchimie bestand jedoch nicht nur in der Herstellung irdischen Goldes, sondern auch in der »himmlischen Goldes«, das für die göttliche Erkenntnis, die Erkenntnis der Wahrheit, steht. Das alchimistische Ritual sucht innere Erleuchtung, die sich nur im Geist und nie in der Materie vollziehen kann. Diese umwandelnde und gleichzeitig aufrüttelnde Eigenschaft des Johanniskrauts ist in seiner medizinischen Wirkung als pflanzliches Antidepressivum zu erkennen.

Viele Bücher erwähnen, daß den Hexen im Mittelalter während der Folter Johanniskraut gegeben wurde, um aus ihnen die Wahrheit herauszubekommen. Daher kommen auch die folgenden Namen des Johanniskrauts: Teufelsbanner, Hexenkraut, Jageteufel, Teufelsfluch. Bereits damals wurde beobachtet, daß das Johanniskraut erfolgreich gegen »teuflische Krankheiten« wie Hysterie und Melancholie half. Die Behandelten wirkten ruhiger, fröhlicher und ausgeglichener. Da Hexen genau wie psychisch Kranke als »vom Teufel besessene Personen« galten, bekamen beide das Johanniskraut verabreicht, um aus ihnen den Teufel auszutreiben.

Schon immer regten die Drüsenpunkte der Johanniskrautblätter die Neugier und die Phantasie der Menschen an. Wenn die Blätter gegen das Licht gehalten werden, sieht man die »Durchlöcherung«, also die perforierten Punkte. Im Mittelalter, in dem ohnehin viele Erscheinungen als magisch und geheimnisvoll galten, bekam das Johanniskraut deshalb viele Namen, die mit Hexen und mit dem Teufel in Beziehung gebracht wurden. Alte Geschichten erzählen zum Beispiel, daß die »Löcher« auf den perforierten Blättern des Johanniskrauts vom Teufel stammen, der aus Wut und Zorn die Blätter mit Nadeln durchstach, weil er über sie keine Macht hatte.

Das Feuerritual mit seiner »vernichtend-reinigenden« Bedeutung erinnert an das Fegefeuer, in dem die Seelen – durch das Verbrennen – von ihren Sünden befreit werden. Das Ritual der Taufe, das Johannes der Täufer in die christliche Religion einführte und das das Bekennen der Sünden und deren Buße symbolisiert, kann mit dem uralten Sommersonnenwendfest (als von Sünden und Dämonen befreiendem Ritual) verglichen werden.

Sowohl Johannes der Täufer als auch Cheiron, der mythologische Kentaur und frühere Namensgeber des Johanniskrauts, waren Heiler: Cheiron behandelte innere und äußere Verletzungen, und Johannes heilte sowohl Krankheiten als auch Sünden durch die symbolische Taufe. Beide Personen sind zwei würdige Namensgeber dieser Heilpflanze, die nicht nur äußere Wunden und Schmerzen (in Form von Wundsalben), sondern auch seelische Beschwerden (Ängste und Depressionen) heilt.

Botanische Merkmale, Herkunft und geographische Verbreitung

Die Blütezeit des Johanniskrauts beginnt am 24. Juni und dauert bis Anfang September – ungefähr bis zum Tag der Enthauptung von Johannes dem Täufer am 29. August.

Der mehrjährige Halbstrauch gehört zur Pflanzenfamilie Hypericaceae (früher Guttiferae). Nach bisherigen Untersuchungen sind weltweit mehr als 300 Johanniskrautarten gefunden worden, wobei in Deutschland zehn Arten heimisch sind:

1. Hypericum: Johanniskraut, Hartheu
2. Hypericum elodes: Sumpf-Johanniskraut
3. Hypericum humifusum: Niederliegendes Johanniskraut
4. Hypericum perforatum: Tüpfel-Johanniskraut
5. Hypericum tetrapterum (H. acutum): Flügel-Johanniskraut
6. Hypericum maculatum (H. quadrangulum): Geflecktes Johanniskraut
7. Hypericum hirsutum: Behaartes Johanniskraut
8. Hypericum pulchrum: Schönes Johanniskraut
9. Hypericum montanum: Berg-Johanniskraut
10. Hypericum elegans: Zierliches Johanniskraut

Das Hypericum perforatum – Tüpfel-Johanniskraut ist die in Deutschland am häufigsten vorkommende Art.

Aussehen, Vorkommen und Blütezeit der oben genannten Johanniskrautarten ähneln sich stark. Eine Unterscheidung ist nur anhand der Blätter- und Blütenform, der Stengelgröße sowie der Blütezeit möglich.

Verbreitung: Das Johanniskraut kommt vor allem in den gemäßigten Zonen der Welt vor. Es ist in ganz Europa, Asien und Nordafrika heimisch und hat sich mittlerweile auch in Amerika, Australien und Neuseeland eingebürgert. In der alten Welt erreichte es seine Westgrenzen bei den Kanarischen Inseln, die Südgrenze war Nordafrika, in Europa beim 65. Breitengrad und die Nordgrenze erstreckte sich bis zum 64. Breitengrad. Die Ostgrenzen liegen in Westasien östlich des Altai. Durch die regen Handelsbeziehungen breitete es sich auch in Südamerika aus. Auch in Nordamerika, Australien, Neuseeland wurde es durch den regen Handel eingeschleppt. In den USA und in Kanada ist es mittlerweile so stark verbreitet, daß es als Unkraut zählt.

Vorkommen: Sonnige, trockene Standorte mit sandig-steinigen Lehmböden werden von der Pflanze bevorzugt. Es ist an Bahndämmen, Gräben, Äckern, Wald-, Weiden- und Wegrändern und ungefähr bis zu einer Höhe von 2000 Metern auch in Randwäldern zu finden. Die Pflanze wächst teils gesellig, teils einzeln auch in den folgenden Gegenden: in lichten Laubwäldern, wie z. B. einem Mischwald aus Eichen und Linden, in trockenen Kiefernwäldern, lockeren Laubgebüschen (Haselnuß), auf Heiden, an offenen Stellen in dichten Wäldern wie Kahlschlägen, Weg- und Grabenrändern, auf Sandböden (Norddeutsche Heide), Torfwiesen, an Uferböschungen, an Felsen und Feldrainen.

Auf Weiden wird die Pflanze von Landwirten allerdings ungern gesehen, weil die Möglichkeit besteht, daß die Weidetiere an der Hautkrankheit Hypericismus erkranken, wenn sie zuviel Johanniskraut fressen.

Wegen des häufigen Vorkommens und des mäßigen Bedarfs wird das wilde Johanniskraut gesammelt und kaum landwirtschaftlich angebaut.

Aussehen: Das Johanniskraut hat eine spindelförmige, holzige Wurzel. Diese verzweigt sich und entwickelt sich zu einer ausdauernden, spindelförmigen, gewundenen und braunen Pfahlwurzel.

Der stielrunde, zweikantige, aufrechte Stengel des Johanniskrauts wird mindestens 20 und höchstens 150 Zentimeter groß und ist im oberen Teil reich verzweigt.

Die hübschen Blüten sind leuchtend gelbe Doldentrauben, die fünf keilförmige und ca. zwölf Millimeter lange Blütenblätter besitzen.

Im Inneren befinden sich eiförmige, drei- bis fünfzipflige Fruchtkapseln, die winzige Körner enthalten. Die Kapseln öffnen sich bei trockenem und schließen sich bei feuchtem Wetter. Beim Zerreiben der Blütenrispen zwischen den Fingern tritt dunkelrote Flüssigkeit aus.

Die Blätter sind gegenständig, durchschnittlich zwei Zentimeter lang, ca. 1,4 Zentimeter breit, kahl und haben ein stumpfes Ende. Ihre Form ist entweder eiförmig oder elliptisch.

Ihr besonderes Merkmal besteht darin, daß sie mit hellgelben Öldrüsen punktiert sind und man diese Perforation der Blätter sehen kann, wenn man sie gegen das Licht hält.

Der lateinische Name perforatum weist auf diese Transparenz der Blätter hin.

Frucht: Sie ist sechs bis zehn Zentimeter lang, eiförmig; im Fruchtgehäuse befinden sich zahlreiche Körner, die beim Schütteln klingeln. In Ungarn heißt die Pflanze beispielsweise »Klingel-Linka«.

Wenn im Spätherbst der Wind die aufrechten, entblätterten Stengel, an denen die am oberen Ende geöffneten Früchte stehen, rüttelt, werden die reifen Samen herausgeschüttelt und infolge ihres geringen Gewichtes (1000 Samen wiegen etwa 100 bis 125 Milligramm) auch verweht. Manchmal setzen sich die Samen im Pelz vorüberstreifender Tiere fest, die sie dann in eine andere Gegend tragen.

Körner: Sie werden bis zu 1,3 Millimeter lang, sind walzenförmig, dunkelbraun oder schwarz.

Blütezeit: Juni bis September.

Sammelzeit: Während der Blüte. Die optimale Sammelzeit ist Mitte Juni, denn Untersuchungen haben bestätigt, daß die am Anfang der Blütezeit gesammelten Pflanzen den höchsten Hypericinanteil (Hauptwirkstoff der Pflanze) enthalten.

Die Inhaltsstoffe des Johanniskrauts und ihre pharmazeutische Verwendung

Der späte medizinische Einsatz von Johanniskraut-Extrakten (und auch vieler anderer Arzneipflanzen) durch die Wissenschaft hängt damit zusammen, daß die pharmazeutische Forschung erst mit dem Aufkommen moderner Untersuchungsmethoden und -technologien wie z. B. dem Elektronenmikroskop eine gründliche Analyse der Inhaltsstoffe vornehmen konnte. Ein weiterer Grund ist die Tatsache, daß der Wirkungsmechanismus einiger Heilpflanzen – u. a. auch der des Johanniskrauts – so kompliziert und mehrschichtig ist, daß pharmazeutische und klinische Studien bis heute zu keinem eindeutigen Ergebnis bezüglich des Zusammenhangs zwischen den Inhaltsstoffen und deren Heilwirkung gelangen konnten.

Obwohl seine Bestandteile chemisch bereits in den dreißiger Jahren untersucht worden sind, gelang es der pharmazeutischen und therapeutischen Forschung erst in den achtziger Jahren, Fertigpräparate aus Johanniskraut herzustellen.

Der höchste Hypericingehalt steckt im oberen Trieb des Johanniskrauts. Die getrockneten Blüten haben eine gelbe, die Stengelstücke eine gründgelbe Farbe. Sie riechen mild würzig und balsamartig. Ihr Geschmack ist bitter, und der minimale Hypericingehalt beträgt 0,05 bis zu 0,1 Prozent.

Beim Johanniskraut werden sowohl Blätter als auch Blüten – überwiegend jedoch Blüten und Knospen (in sehr kleinen Mengen auch Stengelstücke) – zur Herstellung des getrockneten Pflanzen-Extrakts verwendet.

Der wichtigste und charakteristischste Inhaltsstoff der Hypericum-Pflanze ist das **Hypericin**. Es besteht aus dunkelviolettfarbigen Kristallnadeln, die bei 330 Grad Celsius zerfallen, ohne zu schmelzen. Je mehr Blüten- und Knospenanteile und je weniger Stengelanteile sich in dem Extrakt befinden, desto höher ist ihr Hypericingehalt. Die zur Zeit in den Apotheken erhältlichen Johanniskrautpräparate sind auf den Gesamthypericin-Gehalt hin standardisiert.

Hypericin wurde zum erstenmal 1939 aus der Pflanze isoliert und in seinen chemischen Eigenschaften beschrieben. Seine medizinische Wirkung gibt den Forschern heute noch Rätsel auf, daher erschienen in den letzten Jahren viele widersprüchliche Artikel.

Vor allem über die antidepressive Wirkung des sogenannten Gesamthypericin (Hypericin, Protohypericin und Pseudohypericin), das wahrscheinlich mit den Flavonoiden an der euphorisierenden und aufheiternden Wirkung des Johanniskrauts beteiligt ist, wird in der Medizinwelt gestritten. Früher nahm man an, daß die antidepressive Wirkung des Johanniskrauts ausschließlich dem Hypericin zugeschrieben werden könne. Neue Studien zeigen jedoch, daß auch bei hypericinfreien Extrakten die antidepressive Wirkung bestätigt werden konnte. Es wurde vermutet, daß auch andere Bestandteile des Johanniskrauts antidepressive und euphorisierende Eigenschaften haben.

Untersuchungsergebnisse von 1988 zeigten zudem, daß der Johanniskrautinhaltsstoff Hypericin zudem eine stark antivirale- und antiretrovirale Wirkung hat. Hypericin und Pseudohypericin konnten bei durch Viren und Retroviren verursachten Infektionen und deren Folgen eine hemmende Wirkung aufzeigen.

Neueste Studien haben bewiesen, daß Hypericin in der ersten Phase der Viruserkrankung AIDS erfolgreich – als ein, das Immunsystem stimulierendes Mittel – eingesetzt werden kann. Auch die Vermehrung der Viren bei Herpes und Influenza wird durch Hypericineinnahme eindeutig gehemmt. Die Abteilung für Neurochirurgie der Universität von Südkalifornien bestätigt sogar die hemmende Wirkung des Johanniskraut-Extraktes Hypericin auf die Entwicklung von Tumorzellen.

Hypericin und Pseudohypericin besitzen strukturbedingt das potentielle Risiko einer Photosensibilisierung der Haut. Dieses Phänomen konnte bis jetzt nur bei Weidetieren festgestellt werden, die beim Verzehr von Johanniskraut Hautirritationen oder Hautkrankheiten (Erytheme, Ulzerationen und Nekrosen) bekamen. Bei eingesperrten Tieren konnte diese Erscheinung nicht beobachtet werden. Aus diesem Grund sollten sich licht- und hautempfindliche Personen bei der Verwendung von Johanniskraut – sicherheitshalber – nur wenig in der Sonne aufhalten.

Die **Flavonoide** sind die zweitwichtigsten Inhaltsstoffe des Hypericum perforatums. Sie werden hauptsächlich aus dem Kronenblatt der Blüte hergestellt, ihre Menge in der Pflanze beträgt 0,5 bis ein Prozent und in den Medikamenten vier Prozent.

Flavonoide befinden sich in vielen Pflanzen, und ihre therapeutischen Eigenschaften konnten u. a. auch bei Schlafstörungen und Unruhe eingesetzt werden. Die Flavonoide haben allgemein einen stimulierenden Einfluß auf das Immunsystem und können die Wundheilung positiv beeinflussen.

Das **Hyperforin** ist ein weiterer Bestandteil des Johanniskrauts, der aus dessen Blüten, Knospen und Samenkapseln isoliert wird. Es wirkt antibiotisch und wundheilend. In der Frischpflanze und im Johanniskrautöl ist es in einer hohen Konzentration enthalten. In Trocken-Extrakten und Lösungen findet man eine wesentlich geringere Konzentration.

Gerbstoffe sind der vierte Bestandteil des Johanniskrauts, sie kommen aber auch in vielen anderen Pflanzen vor. Heute werden sie hauptsächlich in der Kosmetik und in der Pharmazie eingesetzt. Gerbstoffe haben eine blutstillende Wirkung und zusammenziehende Eigenschaften. Daher wirkt Johanniskraut auch als pflanzliches Mittel gegen Hämorrhoiden. Gerbstoffe wirken allgemein lokal entzündungshemmend.

Weitere Bestandteile des Johanniskrauts sind **ätherische Öle.** Diese flüchtigen, stark riechenden, dünnflüssigen, ölhaltigen Stoffe befinden sich in den Sekretbehältern (Ölzellen) der Johanniskrautblätter. In den Medikamenten machen sie 0,05 bis 0,9 Prozent aus. Diese ätherischen Öle findet man im Johanniskraut: Pinen, Cineol, Mircen, Kadinen und Isovaleriansäure.

Die ätherischen Öle haben eine entzündungshemmende und lokalanästhetische (örtlich betäubende) Wirkung und hemmen die Entwicklung vieler Bakterien. Ätherische Öle befinden sich aber auch in anderen Pflanzenteilen wie dem Stengel, den Blättern und Blüten.

Xanthonderivate sind weitere Bestandteile der Heilpflanze Johanniskraut. Wahrscheinlich haben diese Stoffe nicht nur eine antidepressive, sondern auch eine cholesterinsenkende Wirkung.

Weitere Bestandteile des Hypericum perforatums sind die Pflanzensäuren Chlorogen-, Kaffee- und Ascorbinsäure.

»Licht in die Dunkelheit« mit Johanniskraut

Über Depressionen

»Alle begabte Persönlichkeiten seien schwarzgallig« behauptete Aristoteles im fünften Jahrhundert v. Chr. Auch nach der »Vier-Säfte-Lehre« von Hippokrates wurden melancholische Menschen in der Antike »schwarzgallig« genannt, weil in ihnen der für die Trübseligkeit, Traurigkeit und Verzweiflung verantwortliche »schwarze Gallensaft überwog«. Aus der Vier-Säfte-Lehre entstand die Typentheorie der Temperamentenlehre (Sanguiniker, Choleriker, Melancholiker und Phlegmatiker), die auch heute noch auf verschiedene Arten der Neurosen hinweist.

Der »schwarzgallige Melancholiker«, den wir heute als Depressiven bezeichnen, weckte die Aufmerksamkeit der großen Philosophen nicht nur in der Antike (Empedokles, Sokrates, Platon), sondern auch im Mittelalter (Meister Eckhart, Paracelsus) sowie auch in der Neuzeit (Schopenhauer, Kierkegaard, Nietzsche).

In der Antike wurde erkannt, daß die qualvolle Verzweiflung – ein typisches Symptom der Depressionen – der größte Ansporn zur Persönlichkeitsentwicklung sein kann. Im Mittelalter dagegen verurteilte man psychisch Kranke als vom Teufel Besessene. Giordano Bruno beispielsweise endete in jener Zeit genauso auf dem Scheiterhaufen wie zahlreiche psychisch erkrankte Menschen und auch viele kräuterkundige Hexen. Die Ärzte der Antike sowie auch Paracelsus machten eine klare Unterscheidung zwischen leichteren und schweren Melancholien. Auch die seelische Behandlung depressiver Menschen, die wir heute Psychotherapie nennen, wurde bereits von Paracelsus praktiziert: Er empfahl depressiven Patienten Gespräche und das Beisammensein mit anderen.

Unsere heutige Zeit läßt keine »Krankheiten« zu, die nicht eingestuft, analysiert und dadurch gelöst werden können. Die Schulmedizin stellt Diagnosen und behandelt Symptome, ohne sich mit deren Ursachen und Zusammenhängen zu beschäftigen. Lediglich einige »ganzheitliche Heiler« und Psychoanalytiker beschäftigen sich mit dem symbolischen Inhalt einer Krankheit und versuchen, den Menschen bzw. Patienten in seiner Ganzheit zu verstehen.

Die depressiven Menschen werden nur allzu gern behandelt, und die unterschiedlichsten Therapieformen (die Literatur zählt mehr als 30) sollen gegen folgende Symptome helfen: gedrückte Stimmungslage, Antriebsmangel und Interesselosigkeit, Leeregefühl, Hoffnungslosigkeit, Verzweiflung und Angst sowie pessimistische Gedanken. Alles Negative wird kollektiv unterdrückt und alles Unsichere und Bedrohliche vermieden. Wahrscheinlich hängt die ständig wachsende Popularität der Pharmakotherapie in allen Bereichen der Medizin mit dieser Einstellung ebenso zusammen wie auch der wachsende Einsatz synthetischer Antidepressiva.

Ärzte und Psychiater, die depressive Menschen ausschließlich oder für sehr lange Zeit medikamentös behandeln, führen »Reparationsarbeit« an den Patienten durch, damit diese in der Gesellschaft wieder erfolgreich funktionieren können. Psychopharmaka sollten jedoch lediglich als Mittel zum Überwinden depressiver Tiefpunkte verwendet werden und nur bis zu dem Zeitpunkt, an dem der Patient eine Psychotherapie anfangen kann oder in der Lage ist, allein mit seinen Depressionen umzugehen.

In den letzten 20 Jahren wurde ein breites Spektrum synthetischer Antidepressiva eingesetzt, die depressive Beschwerden schnell beseitigen. Mit dem Fortschritt in der Gehirnforschung in den letzten 30 bis 40 Jahren erkannte man wichtige biochemische Vorgänge, die an der Entstehung von Depressionen beteiligt sind, und konnte deshalb wirksame Antidepressiva entwickeln.

Psychologen jedoch, die die Neurosen in ihrer Ganzheit betrachten, schreiben besonders Depressionen eine wichtige Funktion in bezug auf die Persönlichkeitsentwicklung zu. Depressionen, wie auch andere Neurosen und psychosomatische Erkrankungen, sind »Leiden der Seele, die ihren Sinn nicht gefunden hat«, schrieb schon C. G. Jung. Depressive Menschen sollten sich die Frage nach dem Sinn ihres Leidens stellen, um dadurch dem inneren Kern ihrer Persönlichkeit näher zu kommen.

Werden depressive Symptome nicht durch Medikamente unterdrückt, entsteht die Möglichkeit, den depressiven Zustand zur Selbstentwicklung und Änderung der frustrierenden

Lebenslage zu nutzen. Synthetische Antidepressiva und andere Therapiemaßnahmen bei depressiven Zuständen sind jedoch so weit verbreitet, daß dem Depressiven kaum mehr eine Chance gelassen wird, seine »Trübse(e)ligkeit« zu persönlichen Zwecken zu nutzen.

Wenn wir uns nicht in einem Notzustand befinden und keine Leiden verspüren, ist eine Änderung an uns und unserem Leben nur schwer möglich. Aus diesem Grund sollte ein Weg gefunden werden, auf dem der Depressive mit seinem Leiden konstruktiv arbeiten kann. Ein Mittelweg könnte am besten durch Phytopharmaka (pflanzliche Antidepressiva) erreicht werden. Pflanzliche Arzneien sind in ihrem Wirkungsmechanismus viel schwächer als chemische. Sie betäuben uns nicht und nehmen uns nicht den Ansporn, der zur Änderung unserer Lebenslage notwendig ist.

Johanniskrautpräparate machen depressive Menschen psychisch und auch körperlich stärker, indem sie die Antriebslosigkeit beseitigen. Wenn wir genügend Energie und Kraft haben und unsere Lage nicht mehr für ganz aussichtslos halten (euphorisierende Wirkung), können wir mit den Problemen viel besser fertig werden. Johanniskrautpräparate helfen, schwere Tiefpunkte im Leben zu überwinden. Andererseits eignen sie sich ausgezeichnet dafür, die allgemeine psychische und körperliche Belastungsfähigkeit besonders in streßvollen Zeiten zu erhöhen.

Das synthetische Antidepressivum nimmt uns dagegen den klaren Blick für unsere Probleme und betäubt uns so, daß wir unser Leben plötzlich als sehr positiv empfinden. Es macht uns zwar nicht müde, dafür aber stumpf genug, um an unserem Leben nichts mehr verändern zu wollen. Johanniskrautpräparate haben zwar eine ähnliche Wirkung, in dem sie uns »wachhalten« und euphorisieren, sie beeinflussen aber nicht unser klares Denken und Wahrnehmungsvermögen. Zudem ermöglichen sie es uns, daß wir uns mit den Problemen konfrontieren, indem sie unsere Leiden erträglicher machen. Durch das Stärken unseres psychischen und körperlichen Zustands sind wir fähig, auch anstrengende Aufgaben zu erfüllen und uns jeglichen Herausforderungen zu stellen.

Umgang mit Depressionen

Die Weltgesundheitsorganisation WHO berichtet, daß Depressionen bereits jetzt zu den häufigsten Krankheiten zählen und daß sie in Zukunft eher noch zunehmen werden.

Der Zuwachs an psychischen und vor allem an psychosomatischen Erkrankungen in den letzten Jahrzehnten ist ein Hinweis darauf, daß wir mit uns und unserem Leben immer unzufriedener werden und beim Bewältigen unseres Alltags weder Halt noch Hilfe finden.

Wir haben unsere Naturverbundenheit längst verloren. Jahrtausendelang war sie unsere stärkste Verbündete gegen innere und äußere Probleme. Die Menschen der vergangenen Jahrhunderte, die in der Natur lebten und sich mit ihr eins fühlten, konnten viel Kraft und Energie aus diesem Gefühl der Einheit schöpfen. Die Eingebundenheit in eine größere Ordnung gibt den Menschen Sicherheit und verhilft ihnen dazu, mehr Einblick in das Ganze zu gewinnen, so daß die Suche nach individuellen Lebenszielen unsinnig erscheint.

Wer mit dem Rhythmus der Natur lebt, braucht kein eigenes Lebensziel, denn die Jahreszeiten mit ihrem periodischen Wechsel bestimmen unser Gefühl für Sinn und Ordnung.

Die Menschen früherer Zeiten, die ihre »Dämonen« (Unsicherheiten, Ängste und Zweifel) wahrnahmen bzw. psychisch erlebten und kollektiv benennen durften, waren diesen viel weniger ausgeliefert. Der Naturmensch personifizierte seine Dämonen und hat sie dadurch aus seinem Unterbewußtsein ins Bewußtsein befördert. So erlangte er Heilung. Wenn der

Mensch seine innere Mitte findet, kann er mit den Problemen des Alltags besser fertig werden.

Im Kampf gegen Ängste, Verzweiflung und Depressionen spielten die Naturfeste, in denen durch symbolische Handlungen das Bedrohliche bekämpft und das Positiv-Bejahende geehrt wurde, eine große Rolle. Die vorchristlichen, heidnischen Feste, die vom Christentum weiterhin geduldet wurden und teilweise sogar mit ihm verschmolzen, hängen meist mit dem Wechsel der Jahreszeiten (Wintersonnenwende, Sommersonnenwende, Frühlingsanfang usw.) zusammen.

Leider haben alle diese Feste ihre ursprüngliche Bedeutung für die Menschen von heute verloren und können uns daher keine befreiende und heilende Erfahrung mehr bringen. In den letzten zwei Jahrhunderten wurden alle magisch-rituellen Handlungen und Vorstellungen als Aberglaube abgetan, und damit beraubte man sich auch deren befreiender und euphorisierender Wirkung auf die Psyche.

Jahrtausendelang warteten die Menschen in den Wintermonaten zusammen auf die wiederkehrende Sonne und bereiteten sich mit kultisch-symbolischen Handlungen darauf vor. Alle Menschen lebten in dem Bewußtsein, daß in den »sonnenarmen Monaten« seelisch alles anders erlebt wird als im Sommer. Aus diesem Grund hatten die Feste, die meist mit dem Sonnenkult eng verknüpft waren, für die kollektive Psyche eine ungeheuer große und befreiende Bedeutung. Winterdepressionen waren diesen Menschen wohl bekannt, sonst hätten sie die wiederkehrende Sonne nicht so euphorisch gefeiert. Außerdem war ihnen bewußt, daß die Sonne ihre allerwichtigste, lebensspendende Kraft ist.

In den Hochgebirgen, wo in Wintermonaten wochenlang kein Sonnenschein zu sehen war, feierten die Menschen am Tag der Heiligen Drei Könige und zur Lichtmeß die Rückkehr der Sonne damit, daß sie auf die Hausdächer kletterten, um die

Sonne zu begrüßen. Daß Depressionen mit den Sonnenstrahlen in engem Zusammenhang stehen, zeigen nicht nur alte Überlieferungen, sondern auch neue medizinische Studien.

Daß die Sonnenstrahlen den Serotonin- und den Melatoninspiegel, die für Depressionen verantwortlich sind, beeinflussen, konnte in den letzten Jahrzehnten bewiesen werden. Die heilsam wirkende Eigenschaft der Sonne auf das Gemüt und das Wohlbefinden war den Menschen allerdings schon lange bekannt.

Nicht nur die Sonne selbst, sondern auch die Farben der Sonne, das leuchtende Rot und Gelb wurden von alters her mit vitalisierenden und anregenden Kräften in Verbindung gebracht und bei der Heilung von Depressionen verwendet.

Die rote Farbe soll sowohl nach alten Überlieferungen als auch nach der heutigen Farbentherapie bei der Überwindung von Müdigkeit, Depressionen und Ängsten helfen. Auch unterstützt sie uns dabei, Kraft und Motivation zu gewinnen, wenn wir erschöpft und deprimiert sind.

In den »sonnenlosen Wintermonaten« helfen alle feuer- und sonnenfarbigen Gegenstände bei depressiven Verstimmungen, vor allem, wenn sie Wärme und Licht ausstrahlen. Natürliche und künstliche Lichtquellen, die Helligkeit und Wärme verbreiten, können als Stimmungsaufheller verwendet werden.

Depressionen mit Johanniskraut behandeln

Ungefähr 16 Millionen Deutsche leiden unter depressiven Verstimmungen. Die Mehrheit davon sind Frauen zwischen 20 und 60 Jahren. Erschöpfungszustände, Niedergeschlagenheit und Schuldgefühle sowie Angst, Minderwertigkeitsempfinden werden begleitet von Herzklopfen, Kopfschmerzen und Schlafstörungen. Diese Beschwerden können mit einer Johanniskrauttherapie ungefähr innerhalb von zwei bis vier Wochen wesentlich reduziert werden. Die Betroffenen sind dann in der

Lage, ihren Alltag viel besser zu bewältigen, und ihre Leistungsfähigkeit im Berufsleben steigert sich.

Pflanzliche Stoffe, die sich auf das zentrale Nervensystem entweder stimulierend oder dämpfend auswirken, werden in der Pharmakologie seit langem verwendet. Es gibt ein breites Spektrum von Anwendungsgebieten, bei denen Psycho-Phytopharmaka verordnet werden. Die Differenzierung dieser Anwendungsgebiete (Angst, Unruhe, Nervosität, Schlaflosigkeit, psychosomatische Beschwerden etc.) wurde erst in den letzten zehn Jahren durchgeführt, nachdem von 1984 bis 1994 das Erkenntnismaterial von insgesamt 363 Drogen ausgewertet wurde und daraus Monographien erstellt wurden.

Johanniskraut ist das bewährteste pflanzliche Heilmittel gegen Depressionen, da es keine beruhigende, sondern eher eine aufheiternde, vitalisierende (antidepressive) Wirkung hat. Es stellt die beste Alternative zu den synthetischen Psychopharmaka dar.

Seit 1997 liegen insgesamt 28 bekannte Therapiestudien mit 2120 Patienten – in der Mehrzahl litten sie unter leichten bis mittelschweren Depressionen – vor, in denen Hypericum-Extrakte eingesetzt wurden. Geprüft wurden:

1. *Indikationsbereiche* des Pflanzen-Extraktes,
2. dessen *Wirksamkeit* aufgrund placebokontrollierter Therapiestudien und der Hamilton-Depressionsskala (HAMD),
3. dessen *Leistungsgrad* im Vergleich zu den klassischen synthetischen Antidepressiva.

Die Ergebnisse zeigten die Depressionen als Kernindikation und psychovegetative Störungen und Angst als weitere Indikationsbereiche an.

Die Wirkungsweise von Johanniskraut-Extrakten ist so kompliziert, daß in den letzten Jahren zahlreiche widersprüchliche, wissenschaftliche Berichte darüber erschienen sind. Einerseits konnte nicht mit Sicherheit festgestellt werden, welche Inhaltsstoffe der Pflanzendroge mit welcher therapeutischen Wirkung zusammenhängen. Andererseits konnte der genaue biochemische Wirkungsmechanismus auf das zentrale Nervensystem lange Zeit nicht mit ausreichender Sicherheit ermittelt werden. Untersuchungen aus den Jahren 1996 und 1997 wiesen jedoch einen starken Hemmeffekt auf die neuronale Noradrenalin- und Serotonin-Wiederaufnahme nach. Auch die meisten synthetischen Antidepressiva blockieren die neuronale Wiederaufnahme von synaptisch freigesetztem Noradrenalin und Serotonin. Die antidepressive Wirkung des Johanniskrauts stellt sich, ebenso wie beim klassischen Antidepressivum, erst nach ca. zwei Wochen ein. So lange dauert es, bis in beiden Neurotransmitter-Systemen eine antidepressive Veränderung vor sich geht. Der Vergleich der Johanniskraut-Extrakte mit einem klassischen synthetischen Antidepressivum zeigte keine signifikanten Unterschiede, sondern vielmehr eine vergleichbare Wirkung.

Eine weitere interessante Untersuchung wurde in der Universitätsklinik für Psychiatrie in Wien durchgeführt. Man prüfte den Wirkungsgrad der Lichttherapie bei Winterdepressionen – ohne und mit gleichzeitiger Einnahme des Hypericum-Extrakts. Die Ergebnisse haben bestätigt, daß die tägliche Einnahme von 900 Milligramm des Hypericum-Extrakts die antidepressive Wirkung der täglich zweistündigen Lichttherapie (3000 Lux) beträchtlich verstärkte.

In jüngster Zeit wurde eine Studie veröffentlicht, bei der die Wirksamkeit von Hypericum-Extrakten bei Patienten mit schweren Depressionen geprüft wurde und zwar bei einer Tagesdosis von dreimal 600 Milligramm des Hypericum-Extrakts. Die Ergebnisse zeigten, daß die antidepressive Wirkung ebenso eintrat wie bei Patienten, die 150 Milligramm Imipramin (trizyklischen Antidepressiva) pro Tag erhielten. Die Autoren der Studie fordern deshalb weitere Untersuchungen bei Patienten mit schweren Formen depressiver Erkrankungen. (Die Beurteilung der Zustandsveränderung wurde bei den Untersuchungen gewöhnlich nach sechs Wochen regelmäßiger Einnahme vorgenommen.)

Vorteile und Nebenwirkungen von Hypericum-Extrakten

Der größte Vorteil aller pflanzlichen Arzneien verglichen mit synthetischen Psychopharmaka besteht darin, daß sie nebenwirkungsarm sind. Mehr als 10 000 Patienten wurden bei der Anwendung von Johanniskraut-Extrakten in bezug auf Nebenwirkungen beobachtet. Weniger als drei Prozent klagten über negative Begleiterscheinungen. Unerwünschte Wirkungen bei der Verabreichung von Psychopharmaka – vor allem von Neuroleptika und Antidepressiva – werden dagegen reichlich beobachtet. Dazu gehören Mundtrockenheit, Magenbeschwerden, Schweißausbrüche, verschwommenes Sehen, Blasenentleerungsstörungen, Obstipation, sexuelle Dysfunktionen wie Orgasmusunfähigkeit (vor allem bei Frauen), Ejakulationsstörungen und Impotencia Coeundi, Photosensibilität, Gewichtszunahme, Schlafstörungen, Agitiertheit, motorische Störungen (dyskinetische Sprechstörungen) und Müdigkeit. Entzugssymptome wie Übelkeit, Erbrechen, Tenesmen, Diarrhö, Schwindel, Kopfschmerzen, erhöhte Reizbarkeit, ängstliche Agitiertheit, Apathie sowie soziales Rückzugsverhalten treten beim Absetzen der Antidepressiva ebenso oft auf. Laut Untersuchungen konnten bis jetzt 82 unerwünschte Nebenwirkungen bei chemischen Antidepressiva festgestellt werden, unter denen die häufigste die Mundtrockenheit ist.

Die einzige Nebenwirkung von Johanniskraut wurde bei Weidetieren festgestellt. Wenn diese Tiere eine große Menge von Johanniskrautpflanzen gefressen haben, tritt eine sogenannte photosensibilisierende Wirkung auf, die sich in Hautirritationen äußert. Bei einer Dosis von dreimal 300 Milligramm ist bei Menschen jedoch keine Photosensibilisierung aufgetreten. Trotz dieser Gewißheit wird bei allen Hypericum-Präparaten darauf hingewiesen, daß hellhäutige Personen intensiven Sonnenschein möglichst meiden sollten.

Die weiteren medizinischen Verwendungsmöglichkeiten von Johanniskraut

Die weiteren medizinischen Anwendungsmöglichkeiten des Johanniskrauts liegen vor allem in seiner Wirkung auf das Zentralnervensystem. Es hat stimmungsaufhellende und -stabilisierende Eigenschaften nicht nur bei Depressionen, sondern auch bei anderen seelischen Störungen. Vor allem Beschwerden, die häufig mit Depressionen zusammenhängen, wie Ängste, Konzentrations- und Schlafstörungen, Antriebs- und Leistungsschwäche, innere Unruhe, Reizbarkeit, Erschöpfung, Tagesmüdigkeit und Lustlosigkeit, können erfolgreich mit Johanniskrautpräparaten behandelt werden. Auch bei psychovegetativen Störungen, wie Kopfdruck und -schmerzen, Magendruck und -schmerzen, Schwindelgefühl sowie verstärktes Schwitzen, hilft Johanniskraut. Bettnässen und nächtliches Aufschrecken gehören ebenfalls zu den Indikationsbereichen des Johanniskrauts.

Erschöpfung und chronische Müdigkeit sind die Begleiterscheinungen unseres Alltags. Ungefähr zehn Prozent der deutschen Bevölkerung leiden darunter. Permanente Müdigkeit kann aber nicht nur Ausdruck einer Depression, sondern auch die Folge einer ungesunden Lebens- und Ernährungsweise sein. In einer klinischen Studie des Instituts für Biochemie der Universität Graz mit 20 gestreßten Patienten wurde die Wirksamkeit der Arzneimittelkombination aus Johanniskraut, Knoblauch und den Vitaminen A auf die physische Leistungsfähigkeit geprüft. Aus der Studie geht hervor, daß die Arzneimittelkombination die Stoffwechselregulation allgemein und zellspezifisch positiv beeinflußt und die körperliche Belastbarkeit steigert. Da sich eine höhere körperliche Leistungsfähigkeit günstig auf den gesamten Stoffwechsel – besonders den Fettstoffwechsel – auswirkt, eignet sich diese Arznei auch zur Vorbeugung gegen Herz-Kreislauf-Erkrankungen.

Die Anwendung des Johanniskrauts in der Schulmedizin unterscheidet sich jedoch stark von der Verwendung in der Volksmedizin. Während die Pharmaindustrie und Ärzte das Johanniskraut derzeit fast ausschließlich bei psychischen Beschwerden empfehlen, behandelt die Volksmedizin und teilweise auch die Naturheilkunde auch viele andere Erkrankungen mit dieser Pflanze. Aufgrund der angeblich antibiotisch wirksamen Substanzen des Johanniskrauts (Hyperforin, Hypericin) wird das Johanniskraut auch bei den Viruserkrankungen Herpes und Influenza angewendet. Deshalb nahm man in den achtziger Jahren an, daß das Johanniskraut auch bei viralen Infekten und AIDS erfolgreich eingesetzt werden könnte. Untersuchungen konnten diese Annahme bisher jedoch nicht bestätigen. Lediglich eine das Immunsystem stimulierende Wirkung wurde in der ersten Phase der Viruserkrankung AIDS festgestellt. In Einzelfällen kam es auch zu einer subjektiven Besserung, zum Teil mit Gewichtszunahme.

»Das für Arbeiten auf dem Gebiet von AIDS zuständige Robert-Koch-Institut (RKI) in Berlin hat den Sinn einer Studie zur Johanniskrauttherapie bei HIV-Infizierten stark bezweifelt. Nach den vorliegenden Daten sei weder ein positiver noch ein negativer Effekt des Johanniskrautbestandteils Hypericin festzustellen, sagte der RKI-Leiter Reinhard Kurth. Beim Bundesgesundheitsministerium liegt der Antrag, eine Hypericinstudie mit fünf Millionen Mark zu fördern.« (Zitiert aus der Österreichischen Apotheker-Zeitung, Juli 1997.)

Die naturmedizinische Verabreichung von Johanniskraut bei Magenschleimhautentzündung und Geschwüren im Magen-Darm-Bereich beruht auf der entzündungshemmenden Eigenschaft des Johanniskrauts. Eingesetzt wird hier eine ölige Tinktur aus der Pflanze. Untersuchungen an der Abteilung für Neurochirurgie der Universität von Südkalifornien bestätigen die hemmende Wirkung des Johanniskraut-Extrakts Hypericin auf Tumorzellen. Dabei konnte Hypericin das Wachstum von Geschwulsten im Großhirn hemmen.

Ebenso haben Tierversuche bestätigt, daß Wirkstoffe aus dem Johanniskraut die Gefäßtätigkeit der Koronararterien positiv beeinflussen. Die schulmedizinische Anwendung der Pflanze bei Herzkrankheiten wird jedoch erst nach positiv verlaufenden Untersuchungen eingeführt werden.

Wegen seiner wundheilenden, entzündungshemmenden und zusammenziehenden Wirkung wendet man das Johanniskraut in Ölform äußerlich bei Verletzungen und Verbrennungen ersten Grades, bei neuralgischen und rheumatischen Schmerzen und bei Krampfadern an.

Die praktische Anwendung des Johanniskrauts

Anwendungsformen

Johanniskraut kann genauso wie die meisten anderen Heilkräuter, als Frischpflanze, getrocknetes Kraut, alkoholischer Auszug (Tinktur), Saft, Öl, Trocken-Extrakt (Dragees und Kapseln) oder als Fluidextrakt (Tropfen) zum Einsatz kommen. Die im Handel erhältlichen Präparate haben den Vorteil, daß sie in Form von Tabletten, Dragees oder Tropfen die genaue Menge des Johanniskraut-Extrakts pro Milligramm oder Milliliter angeben. Damit ist eine bessere Dosierung und eine effektivere Wirkungsweise gesichert. Hochdosierte Trocken-Extrakte – mindestens 300 Milligramm pro Dragee oder Kapsel – sollten vor allem bei mittelschweren Depressionen und bei Klimakteriumsbeschwerden eingenommen werden. Zur Steigerung der Abwehrkräfte und Vitalisierung des Körpers sowie der Seele reicht eine geringere Dosierung in Form von Trokken- oder Fluid-Extrakten, Säften oder Tees. Tees können entweder aus der Frischpflanze oder aus getrockneten Pflanzenteilen zubereitet werden.

Die frische Johanniskrautpflanze muß bestimmte Kriterien erfüllen, damit die erwünschte Wirkstoffmenge bzw. die höchste Heilwirkung erreicht werden kann. Eine hochwertige Pflanze sollte deshalb biologisch angebaut, artgerecht geerntet sowie richtig zubereitet werden. Diejenigen, die frisches Johanniskraut beschaffen können und Zeit haben, den Tee und das Öl selbst herzustellen, verwenden am besten die Frischpflanze. Dabei ist der Tee die empfehlenswerteste Zubereitungsform, weil auf jegliche Hilfsstoffe wie Alkohol, Cellulose, Lactose, Vanillin, Farbstoffe, Sacharin-Natrium usw. verzichtet werden kann, die in den Fertigpräparaten enthalten sind.

Vor allem diejenigen, die auf einen der Hilfsstoffe allergisch reagieren oder keinerlei Alkohol zu sich nehmen wollen, sollten alkoholische Tinkturen und Trocken-Extrakte vermeiden und aus der Frischpflanze selbst oder dem getrockneten Kraut Tee-Kuren zubereiten. Das getrocknete Kraut ist im Handel erhältlich. Als wichtigste Regel gilt, daß der aus frischen oder getrockneten Pflanzen hergestellte Tee die gesündeste Anwendungsart des Johanniskrauts ist. Depressiven Patienten, besonders denjenigen, die vorher synthetische Antidepressiva eingenommen haben, sind auf den Wirkstoff hin standardisierte und hochdosierte Dragees, Filmtabletten oder Kapseln zu empfehlen. Nach ungefähr einem Jahr können sie dann auf die sanftere Tee-Kur umsteigen. Alle Johanniskrautpräparate, die gegen Depressionen helfen, erreichen ihre antidepressive Wirkung erst nach ca. ein bis zwei Wochen regelmäßiger Anwendung. Dies gilt für Dragees ebenso wie für Tabletten, Kapseln, Tropfen, Tinkturen und Tees.

Nebenwirkungen und Gegenanzeigen

Bereits auf den vorangegangenen Seiten wurde auf die mögliche Gefahr einer Photosensibilisierung der Haut beim Gebrauch von Johanniskraut hingewiesen. Zur Photosensibilisierung gehört u. a. auch die intensive Sonnen- oder Lichtbestrahlung (Solarium). Aus diesem Grund sollten sich hellhäutige und hautempfindliche Personen bei Einnahme von Johanniskraut nur wenig in der Sonne oder im Solarium aufhalten.

Im allgemeinen ist das Johanniskraut nebenwirkungsarm. Es hemmt weder das Reaktionsvermögen, noch macht es müde. Dadurch sind Tätigkeiten, die eine hohe Konzentration erfordern (Autofahren), nicht beeinträchtigt. Im Gegenteil – Johanniskraut verbessert das Konzentrationsvermögen wesentlich und macht ausgesprochen munter. Seine Wirkung wird auch nicht durch Alkohol oder andere Mittel beeinträchtigt, und es bestehen keinerlei Wechselwirkungen mit anderen Medikamenten. Ein anderer Vorteil von Johanniskraut besteht darin, daß sogar bei einer langjährigen Einnahme keine Gefahr einer suchtähnlichen Abhängigkeit besteht, wie dies bei vielen anderen Psychopharmaka der Fall ist.

Auch das Johanniskrautöl ist eine nebenwirkungsarme Arznei. Im Gegensatz zu den am häufigsten verwendeten schmerzlindernden und entzündungshemmenden Salben enthält das natürliche Johanniskrautöl nur Olivenöl, aber keine chemischen Bestandteile. Es wird bei zahlreichen leichteren Beschwerden empfohlen (siehe nächstes Kapitel).

Aufgrund der Tatsache, daß die meisten Heilpflanzen noch nicht lange genug erforscht wurden, sollte das Johanniskraut während des ersten Drittels der Schwangerschaft und der Stillzeit nicht zur Anwendung kommen. Beachtet werden sollte, daß alle Stoffe, die auf den Körper und/oder die Psyche der Mutter wirken, auch den Embryo bzw. das mit Muttermilch gestillte Kind beeinflussen.

Johanniskrauttee

Johanniskrauttee ist die meistverwendete und älteste innerliche Anwendungsart der Pflanze. Er kann sowohl aus Frischpflanzenteilen als auch aus dem getrockneten Kraut hergestellt werden.

Am wirkstoffreichsten ist der obere Trieb der Pflanze – überwiegend Blüten und Knospen, in sehr kleinen Mengen auch Stengelstücke. Deshalb sollte man auch beim Sammeln der frischen Pflanze nur diesen oberen Teil pflücken und verarbeiten.

Die Zubereitungsart hängt vor allem davon ab, welche Teile einer Pflanze verarbeitet werden. Pflanzen, bei denen die Wirkstoffe in Wurzel, Samen, Rinde und verholzten Teilen enthalten sind, sollten in zunächst kaltem Wasser aufgekocht oder über Nacht eingeweicht werden. Pflanzen, bei denen weiche und dünne Pflanzenteile wie Blätter und Blüten zur Anwendung kommen, werden kurz mit siedendem Wasser überbrüht. Zu diesen gehört auch das Johanniskraut, dessen Wirkstoffträger in den weicheren Teilen sitzt.

Art der Zubereitung

Das getrocknete Kraut oder die Frischpflanzenteile werden in ein Ton-, Glas-, Porzellan- oder Steingefäß gelegt und mit kochendem Wasser überbrüht. Pro Tasse benötigt man ein oder zwei gehäufte Teelöffel getrocknetes Kraut oder eine Handvoll frisches Johanniskraut. Im bedeckten Gefäß fünf bis zehn Minuten ziehen lassen, dann abseihen. Wie lange der Tee ziehen soll, hängt von den genauen Beschwerden ab (siehe nächstes Kapitel).

Verwendet man bei den frischen Pflanzenteilen auch die oberen Stengel, kann man auch folgende Zubereitungsart wählen: Eine Handvoll Frischpflanzen oder getrocknetes Kraut mit kaltem Wasser übergießen und eine halbe Stunde lang einweichen lassen. Dann aufkochen und ca. eine Minute köcheln lassen. Anschließend vom Herd nehmen und abseihen.

Richtige Anwendung

Das nächste Kapitel beschreibt die richtigen Zubereitungs- und Verwendungsarten des Johanniskrauttees bei den jeweiligen Beschwerden. Als Allgemeinregel kann jedoch gelten, daß eine Tasse Johanniskrauttee zwei- bis dreimal täglich getrunken werden soll. Den Tee trinkt man schluckweise – entweder warm oder kalt. Bei Depressionen läßt die antidepressive Wirkung (bei einer regelmäßigen Einnahme) bis zu drei Wochen auf sich warten.

Teemischungen

Teemischungen aus Heilkräutern sind sehr beliebt, obwohl man mit Monotee, der aus einem einzigen Heilkraut besteht, manchmal eine effektivere Wirkung erzielt. Johanniskraut empfiehlt sich bei Depressionen als Monotee, weil es die einzige derzeit bekannte antidepressiv wirkende Heilpflanze ist. Andere Kräuter wie beispielsweise Baldrian oder Melisse, die mit Johanniskraut oft als »Teemischung für die Nerven« angeboten werden, haben eine beruhigende und dämpfende Wirkung. Johanniskraut alleine wirkt dagegen belebend, euphorisierend und vitalitätssteigernd. Daher ist die Kombination mit diesen Pflanzen eher ungünstig.

Es könnte jedoch vorkommen, daß das Johanniskraut tagsüber so munter macht, daß es am Abend schwerfällt, zur Ruhe zu kommen. Vor allem bei der Einnahme von hochdosierten Johanniskraut-Trockenextrakten wie Dragees oder Kapseln kann der Effekt des Aufgeputschtseins schneller entstehen. In diesem Fall empfiehlt es sich, vor dem Schlafengehen eine Teemischung aus Johanniskraut und Baldrian zu trinken. Nimmt man Johanniskrauttee zur Steigerung der Abwehrkräfte oder zur Herzstärkung ein, können Teemischungen mit anderen Heilpflanzen sinnvoll sein. Die Zubereitung einer Teemischung ist jedoch viel komplizierter als die des Monotees, vor allem wenn kein genaues Rezept vorliegt oder wenn Frischpflanzen und keine fertigen Trockenkräuter zur Verfügung stehen. Problematisch ist die Zubereitung der Teemischung besonders dann, wenn unterschiedliche Pflanzenteile wie z. B. die Wurzeln des Baldrians zusammen mit den Blüten und Knospen des Johanniskrauts verarbeitet werden sollen. Wie bereits erwähnt, müssen harte und zarte Pflanzenteile unterschiedlich aufgegossen und abgekocht werden. Ein anderes Problem von Teemischungen ist die richtige Dosierung der einzelnen Kräuter. Bei jeder Teemischung unterscheidet sich der Grund- oder

Basis- vom Zusatzstoff, der entweder als Unterstützungs-, Ergänzungs- oder Verstärkungsmittel verwendet wird. Aus diesem Grund sollen Teemischungen nach einem fachmännisch zusammengestellten Rezept angefertigt werden.

Teemischungen sind am einfachsten und schnellsten in Form von Fertigtees zubereitet, wobei diese gewöhnlich eine schwächere Wirkung haben als getrocknete Pflanzen.

Johanniskrautpreßsaft

Pflanzensäfte aus Johanniskraut weisen den höchsten Gehalt und die beste Qualität auf, zudem kann man sie im Handel kaufen. Es gibt Herstellerfirmen, die auch auf den Anbau der Pflanze achten und die Produkte nach den höchsten Qualitätskriterien herstellen. Verwendet wird der Johanniskrautsaft vor allem als vorbeugendes Mittel zur Steigerung der Abwehrkräfte und zur Vitalisierung bei Ermüdung und Lustlosigkeit sowie bei Magen- und Darmschleimhautentzündungen. Auch bei leichteren Depressionen und bei Klimakteriumsbeschwerden kann der Saft getrunken werden.

Art der Zubereitung

Bei der Herstellung des Preßsaftes aus Johanniskraut werden frische Pflanzenteile von Hand oder mechanisch zerquetscht und ausgepreßt. Hier gilt auch die Regel, daß nur der obere Trieb der Pflanze verarbeitet werden darf, da ansonsten die optimale Wirksamkeit nicht gewährleistet ist. Selbstgemachte Säfte sollen wegen ihrer beschränkten Haltbarkeit immer frisch zubereitet und sofort getrunken werden. Offene Fertigprodukte haben im Kühlschrank meist eine dreitägige Haltbarkeit.

Richtige Anwendung

Die Art der Anwendung hängt von der Verarbeitung des Saftes ab. Allgemein gültige Regel: Dreimal täglich vor dem Essen einen Eßlöffel mit der sechsfachen Menge Wasser oder Kamillentee verdünnt einnehmen.

Johanniskrauttinktur

Tinkturen (alkoholische Pflanzenauszüge) wurden bereits in der Antike und im Mittelalter u. a. von Paracelsus verwendet. Sie können sowohl äußerlich als auch innerlich benutzt werden. Die innerliche Einnahme hat den Vorteil, daß die Wirkstoffe der Pflanze sehr schnell in den Kreislauf gelangen. Tinkturen enthalten außer Alkohol keine weiteren Hilfsstoffe. Die Johanniskrauttinktur wird vor allem bei Hautbeschwerden wie unreine Haut, Pickel oder Hautinfektionen angewendet. Bei depressiven Verstimmungen und bei körperlicher und psychischer Schwäche kann die Tinktur jedoch auch eingenommen werden.

Art der Zubereitung

Die Johanniskrauttinktur ist ein dünnflüssiger alkoholischer Auszug. Seine Pflanzenwirkstoffe werden entweder aus der frischen oder getrockneten Pflanze oder aus den Pflanzenteilen des oberen Triebes mit Hilfe von reinem Äthylalkohol (Ethanol) oder Weingeist entnommen, wobei kein Brennspiritus oder Methylalkohol verwendet werden darf. Der Alkohol ist hier auch gleichzeitig ein Konservierungsmittel. Das bedeutet, daß Johanniskraut in Tinkturform jahrelang haltbar ist. Zur Zubereitung von Tinkturen verwendet man frische oder getrocknete Pflanzen und 70prozentigen Alkohol. Diese Mischung wird verschlossen und muß – vor starkem Sonnenlicht geschützt – ca. eine Woche bei Zimmertemperatur reifen. Auf etwa einen Teil Pflanze werden fünf Teile Alkohol gegeben. Täglich mehrmals schütteln. Nach dem Reifungsprozeß soll der alkoholische Auszug filtriert werden. Die erste Filtrierung erfolgt durch ein Leintuch, die zweite durch ein Filterpapier.

Richtige Anwendung

Zwei- oder dreimal täglich 15 bis 25 Tropfen Tinktur auf Zucker oder mit etwas Wasser vor dem Essen einnehmen.

Im Handel sind alkoholische Fertigprodukte auch in Form von Tropfen erhältlich.

Johanniskrautöl

Das leuchtend rote Johanniskrautöl (auch Rotöl genannt), das seit 2500 Jahren bei Verbrennungen, Wunden, Verletzungen, rheumatischen Schmerzen usw. verwendet wird, ist heute im Handel als Fertigprodukt erhältlich. Wenn man hochwertige Pflanzen sammeln oder besorgen kann, ist es sinnvoll, das Johanniskrautöl selbst herzustellen.

Die ideale Zeit dafür ist der Frühsommer, wenn die Pflanze blüht. Zwischen Mitte Juni und Ende Juli sind die Pflanzenwirkstoffe am stärksten. Da das Johanniskrautöl vier bis sechs Wochen an einem warmen Ort in der Sonne aufbewahrt werden soll, um die richtige Reife zu erhalten, eignen sich die kalten Jahreszeiten aufgrund mangelnden Sonnenscheins und mangelnder Wärme weniger zur Anfertigung des Johanniskrautöls. Die richtige Reife des Öls zeigt sich dadurch, daß es nach vier bis sechs Wochen eine leuchtend rötliche Farbe bekommt.

Art der Zubereitung

125 Gramm frische Blüten mit Hilfe von ein wenig Öl mechanisch oder mit einem Gerät zerquetschen. Dann mit einem halben Liter Olivenöl übergießen und gut vermischen. In einer klaren Glasflasche gut verschlossen vier bis sechs Wochen in der Sonne stehen lassen, bis das Öl leuchtend rot geworden ist. Soviel Zeit braucht der Gärungs- und Reifeprozeß. Dann durch ein Tuch auspressen und in einer dunklen Flasche aufbewahren. Wenn sich nach sechs Wochen die erwünschte rote Farbe nicht eingestellt hat, sollen dem Öl neue Pflanzenteile zuge-

fügt werden. In einer weiteren Reifungszeit in der Sonne bekommt dann das Öl seine rote Farbe. Die Reifezeit hängt auch von der Konzentration der Wirkstoffe in der Pflanze ab.

Hier soll auch die Regel beachtet werden, daß nur der obere 40 Zentimeter lange Trieb, der überwiegend aus Blüten und Knospen besteht, zur Anfertigung des Öls aufgearbeitet werden darf. Das Johanniskrautöl kann sowohl äußerlich als auch, in seltenen Fällen, innerlich verabreicht werden.

Richtige Anwendung innerlich

Bei Beschwerden der inneren Organe zwei- oder dreimal täglich einen Teelöffel (ca. 30 bis 40 Tropfen) entweder vor oder nach dem Essen – je nach Krankheitssymptom – einnehmen.

Johanniskrautöl eignet sich vor allem zur Anregung der Verdauungsorgane und der Gallenfunktion. Es wirkt krampflösend bei Magen- und Darmschleimhautentzündungen.

Richtige Anwendung äußerlich

Wegen seiner zusammenziehenden, entzündungshemmenden und schmerzlindernden Wirkung bei Wunden, Verletzungen, Verbrennungen, Hämorrhoiden und rheumatischen Beschwerden wird das Johanniskrautöl hauptsächlich äußerlich angewendet. Bei Beschwerden auf die schmerzende Stelle auftragen und einreiben. Auch die Kosmetikbranche nutzt seine entzündungshemmenden und wundheilenden Eigenschaften.

Johanniskraut-Extrakte

Die Dosierung der Fertigpräparate mit Johanniskraut-Extrakten bei leichteren und mittelschweren Depressionen sowie bei körperlicher Schwäche ist unterschiedlich. Bei den verschiedenen Graden der Depressionen können entweder 600, 900 oder 1500 Milligramm Johanniskraut-Extrakt eingenommen werden, um die erwünschte antidepressive Wirkung zu erzielen.

Die im Handel am häufigsten erhältlichen Johanniskraut-Extrakte sind auf die Menge des Hauptwirkstoffs Hypericin hin standardisiert. Bei diesen wird der Gesamthypericingehalt prozentual angegeben. Die verschiedenen Produkte enthalten eine unterschiedliche Menge an Hypericin.

Aufgrund neuester Forschungen kann man davon ausgehen, daß nicht nur der Wirkstoff Hypericin, sondern auch andere Bestandteile der Hypericum-Pflanze einen antidepressiven Einfluß haben. Es wird sogar angenommen, daß die antidepressive Wirkung des Johanniskrauts nicht an einzelne Wirkstoffe geknüpft werden kann, sondern die Bestandteile ihre Wirkung in ihrer Gesamtheit entfalten. Aus diesem Grund sollen keine isolierten oder synthetisch hergestellten Wirkstoffe in den Trocken-Extrakten verwendet werden. Die Mehrheit der Johanniskraut-Extrakte stellt man mit dem Auszugsmittel Ethanol her, wobei auch andere Hilfsmittel als weitere Bestandteile miteinbezogen werden. Es ist empfehlenswert, die Zusammensetzung der Trocken-Extrakte (Dragees, Kapseln und Tabletten) durchzulesen, um Produkte zu kaufen, die wenig künstliche Hilfsstoffe enthalten.

Art der Zubereitung

Johanniskraut-Extrakte stellt man entweder kalt oder warm her. Dabei isoliert man die Pflanzenauszüge mit Weingeist, Wasser oder Alkohol und dickt den gewonnenen Auszug schließlich ein. Johanniskraut-Extrakte können nicht selbst hergestellt werden, weil zu diesem Verfahren ein Labor notwendig ist.

Richtige Anwendung

Jedes Fertigprodukt verfügt über eine eigene Dosierungsanleitung, die von der Wirkstoffmenge des Produkts abhängt. Bei leichteren oder mittelschweren Depressionen, Bettnässen und psychovegetativen Beschwerden empfiehlt es sich, täglich 600 bis 900 Milligramm Johanniskraut-Extrakt einzunehmen. Zur Stärkung des Abwehrsystems und zur Vorbeugung viraler und bakterieller Infekte eignet sich täglich eine Dosis von 300 bis 600 Milligramm Johanneskraut-Extrakt. Bei mittelschweren Depressionen und nach dem Absetzen eines Psychopharmakums sollten täglich mindestens 900 bis 1800 Milligramm Johanniskraut-Extrakt eingenommen werden. Die Wirkstoffmenge wird bei den Dragees, Kapseln und Tropfen jeweils in Milligramm oder Milliliter angegeben.

Früher wurden in Fertigpräparaten neben dem Johanniskraut auch andere auf das Zentralnervensystem wirkende Heilpflanzen-Extrakte verwendet. Wie bereits beim Johanniskrauttee erwähnt, haben sich diese Kombinationen als wenig sinnvoll erwiesen. Aus diesem Grund wurde in den letzten Jahren das Johanniskraut in Fertigprodukten immer häufiger als Monosubstanz verwendet.

Tabelle der Fertigpräparate

In der folgenden Tabelle ist eine Auswahl an Johanniskrautprodukten (Monopräparaten) aus dem Arzneimittelverzeichnis Gelbe Liste (1997) aufgelistet, die die Autorin empfiehlt. Es handelt sich zum Teil um Fluid-Extrakte (Tropfen) und zum Teil um Trocken-Extrakte (Dragees, Filmtabletten, Kapseln). Wenn eine dreizahlige Nummer nach dem Produktnamen steht, so bezeichnet sie die Wirkstoffsmenge (in Milligramm), die eine Tablette, ein Dragee, eine Kapsel oder ein Milliliter Tropfen enthält.

Alle diese Präparate beinhalten in kleineren oder größeren Mengen Hilfsmittel und Lösungsmittel. Diese sind auf dem Beipackzettel des Medikamentes aufgeführt.

Außer den hier aufgelisteten Johanniskraut-Extrakten sind auch andere Johanniskrautprodukte im Handel (Säfte, Tinkturen, Öle und auch Trocken-Extrakte) erhältlich. Bei der *Roten* und *Gelben Liste,* aus denen diese Arzneien entnommen wurden, handelt es sich um Arzneibücher, die Ärzte und Heilpraktiker benutzen.

Es empfiehlt sich in jedem Fall, beim Erwerb eines Johanniskrautproduktes einen Vergleich anzustellen, um einerseits die Wirkstoffmengen und andererseits die Hilfs- und Lösungsstoffe der einzelnen Produkte miteinander zu vergleichen.

Fluid-Extrakte (Tropfen)	
Aristoforat	Neurovegetalin
Cesradiston 200	Psychotonin M (Tinktur)
Felis forte 425	Tonizin -forte
Hyperforat	
Trocken-Extrakte (Kapseln, Filmtabletten und Dragees)	
Cesradiston 200	mct Psycho Dragees N
Esbericum	Neuroplant 300
Felis forte 425	Neurovegetalin
Helarium Hypericum	Psychotonin forte
Herbaneurin forte	Remotiv
Hyperforat	Sedovegan
Hypericaps	Spilan
Hypericum-Phyton	Tonizin -forte
Jarsin 300	Turineurin
Jo Sabona	Viviplus

Johanniskraut gegen Beschwerden

Allen hier aufgeführten Behandlungsvorschlägen ist voranzustellen, daß sie in keinem Fall den Besuch beim Arzt ersetzen. Wenn Sie die ersten Symptome entwickeln, lassen Sie sich in jedem Fall von professioneller Seite untersuchen und sprechen Sie nach einer genauen Diagnose auch die Selbstmedikation durch die hier vorgestellten Johanniskrautpräparate mit Ihrem Arzt ab.

Abgeschlagenheit

(siehe Erschöpfungszustände)

Altersbeschwerden

Zu den häufigsten Beschwerden im Alter gehören: depressive Verstimmungen, Schlafstörungen, Apathie, allgemeine Körperschwäche, Herzschwäche und rheumatische Gelenk- und Muskelschmerzen. Mit zunehmendem Alter geht alles langsamer und wird anstrengender. Hirnleistungsschwächen, verschlechtertes Auffassungs- und Urteilsvermögen, Probleme mit dem Gedächtnis, Unruhe und Verwirrtheitszustände können auftreten, die oft mit der sogenannten Spät- oder Altersdepression in Verbindung stehen.

Die energiesteigernden, vitalisierenden, ausgleichenden und konzentrationsfördernden Eigenschaften des Johanniskrauts ermöglichen ein erfolgreiches Einsetzen der Pflanze bei Altersbeschwerden. Die effektivste Therapieform des Johanniskrauts ist der Trocken- oder Fluid-Extrakt. Für alte Menschen sind die Fertigpräparate am besten, denn sie sind am einfachsten anzuwenden und können vom Arzt verschrieben werden. Vor allem bei depressiven Verstimmungen gewährleisten Johanniskrautpräparate eine kontinuierliche Stimmungsaufhellung. Auch Johanniskrautsaft ist ein bewährtes Mittel bei Altersbeschwerden. Täglich sollen dreimal zwei Teelöffel verdünnt mit Wasser eingenommen werden.

Falls Sie eher unter Herz- und Kreislaufproblemen leiden, sollten Sie die folgende Teekräutermischung trinken:

- Ginsengwurzel
- Johanniskraut
- Weißdorn
- Mistel

Jeweils zwei bis drei Teelöffel frisches oder getrocknetes Kraut mit zwei Tassen siedendem Wasser übergießen. Zehn Minuten ziehen lassen und morgens und abends eine Tasse trinken. Wenn Sie zudem unter Appetitlosigkeit leiden, sollten Sie der Kräutermischung zusätzlich jeweils einen Teelöffel Wermutpflanze und Bitterklee zufügen.

Bei altersbedingten Arterienverkalkungen, Gedächtnis- und Konzentrationsstörungen, Schwindel und Leistungsabfall eignen sich auch die Fertigpräparate/Trocken-Extrakte aus Knoblauch, Ginseng und Ginkgo-Biloba-Blättern.

Angstzustände

Angst ist ein Affektzustand, bei dem eine Gefahr erwartet wird, auf die sich die Psyche bereits vorbereitet hat. Pathologische Angst unterscheidet sich in Stärke und Häufigkeit von der im normalen Leben vorkommenden Angst. Krankhafte Angst kommt bei nahezu allen Psychosen und Neurosen vor. Die körperlichen Begleiterscheinungen sind: Beschleunigung von Puls und Atmung, Druckgefühl über dem Brustbein und in der Herzgegend, gesteigerter Blutdruck, Zittern, Schwitzen der Handinnenflächen und Füße, Erweiterung der Pupillen, trockene Mundschleimhaut, Durchfall, Bedürfnis nach häufigem Wasserlassen, Übelkeit, Erbrechen, Kloßgefühl im Hals und Erhöhung des Adrenalinspiegels im Blut.

Angst kann mit Hilfe von Psychotherapie und Medikamenten behandelt werden. Es gibt ausgezeichnete pflanzliche Mittel, die gegen diese Symptome eingesetzt werden können. Vor allem die bei Depressionen auftretende Angst sollte mit Johanniskrautpräparaten therapiert werden. Bei andauernden Angstzuständen sind hochdosierte Johanniskraut-Extrakte zu empfehlen. Die Tabletten oder Dragees sollten mindestens 300 Milligramm Johanniskraut-Extrakt enthalten. Nehmen Sie davon dreimal täglich ein Stück ein.

Bei Angstzuständen können auch Kräuterteemischungen oder Monotees aus einem der folgenden Kräuter getrunken werden:

- Baldrian
- Hopfen
- Melisse
- Johanniskraut

Von jedem der Kräuter eine Handvoll Frischpflanzen oder einen Eßlöffel Trocken-Extrakt nehmen. Baldrianwurzel vorher acht Stunden lang in kaltem Wasser einweichen. Aus der Mischung einen Eßlöffel Kräuter mit einer Tasse heißem Wasser übergießen und 15 Minuten ziehen lassen. Täglich ein bis zwei Tassen warm und schluckweise trinken.

Angst- und Schreckträume

Angstträume sind Träume mit angsterregendem Inhalt. Körperliche Begleiterscheinungen wecken den Schlafenden meist unsanft auf.

Eine Kräuterteemischung oder ein Monotee aus Johanniskraut, Melisse oder Baldrian ist zu empfehlen. Wird Baldrian mit anderen Blüten- oder Blätterpflanzen gemischt, soll die Baldrianwurzel vorher für acht Stunden in kaltem Wasser eingeweicht werden. Am nächsten Tag wird dann der Baldriankaltauszug dem restlichen Aufguß aus der Kräuterteemischung zugefügt.

Die regelmäßige Einnahme eines Johanniskraut-Extrakts wirkt sich auf den Schlaf sehr positiv aus. Der Einfluß des Johanniskrauts auf die Neurotransmitter Serotonin und Dopamin mildert die Streßanfälligkeit. Infolge der gesteigerten nächtlichen Melatoninausschüttung wird der Schlaf tiefer und länger und ermöglicht eine optimale Entspannung.

Apathie

Apathie ist ein Zustand, der sowohl bei Depressionen als auch bei Altersbeschwerden auftreten kann. Ein Mangel an Interesse paart sich hier mit dem Verlust an Vitalität und Energie. Das Johanniskraut kann zu einer wesentlichen Verbesserung des Apathiezustands beitragen, vorausgesetzt, es wird regelmäßig und über sechs Wochen in Form eines hochdosierten Präparats eingenommen. Auch Fluid-Extrakte (Tinkturen und Tropfen) sowie frisch gepreßter Johanniskrautsaft bringen bei Apathie eine beträchtliche Verbesserung.

Pro Tag sollte dreimal ein Dragee, eine Tablette oder Tropfen (mindestens 300 Milligramm Johanniskraut-Extrakt) vor oder während des Essens eingenommen werden.

Auch Johanniskrauttee oder frischer Johanniskrautsaft wirken sich positiv aus. Zum Tee eine Handvoll frische Johanniskrautpflanze oder einen Eßlöffel Trocken-Extrakt geben, mit einer Tasse heißem Wasser übergießen und 15 Minuten ziehen lassen. Dann abseihen und langsam schluckweise trinken. Mit Honig oder Zitrone kann der Tee bei Bedarf abgeschmeckt werden.

Ausschlag/Hautausschlag

Hautausschläge sind entzündliche Hautveränderungen am Gesicht oder an anderen Körperteilen, die sich in Form von

Rötung, Bläschen, Schuppen, Juckreiz und Eiterblasen bemerkbar machen. Hautausschläge haben entweder eine äußere oder eine innere Ursache, die vom Arzt festgestellt werden sollte. Gerbstoffreiche Heilpflanzen, zu denen auch das Johanniskraut gehört, sind bei Hautausschlägen besonders hilfreich. Das Johanniskraut soll äußerlich in Form des Johanniskrautöls und der Johanniskrauttinktur angewendet werden.

Vor allem eitrige, offene und leicht blutende Ausschläge sollen mit dem Öl und der Tinktur eingerieben und abgetupft werden. Außer Johanniskraut können auch andere Heilpflanzen bei Hautausschlägen verwendet werden.

Die folgende Kräuterteemischung kann innerlich als entzündungshemmender und blutreinigender Tee verwendet werden:

- Ackerschachtelhalm
- Brennessel
- Schließgras
- Stiefmütterchenkraut
- Kamillenblüten
- Klettenwurzel

Jeweils einen Teelöffel der Kräuter miteinander vermischen. Aus dieser Teemischung einen Eßlöffel mit siedendem Wasser übergießen und 15 Minuten zugedeckt ziehen lassen. Morgens und abends eine Tasse trinken. Behalten Sie das über mehrere Wochen bei.

Bei juckenden Ausschlägen ist die Kamille als Badezusatz besonders in der Kinderheilkunde geeignet. 100 Gramm Kamille mit zwei Liter kochendem Wasser übergießen, ziehen lassen und dem Bad zufügen.

Auch Arnika, Stiefmütterchen und Johanniskraut als Badezusätze helfen gegen Hautausschläge. Aus allen Kräutern jeweils zwei bis drei Teelöffel mit einem Liter heißem Wasser übergießen und 20 Minuten ziehen lassen. Dann die abgesiebte Flüssigkeit dem Badewasser zusetzen. Temperatur ca. 34 bis 36 Grad. Bleiben Sie 20 Minuten in der Wanne. Bei Ekzemen empfiehlt sich der folgende Badezusatz: Zwei Pfund Weizenkleie in fünf Liter Wasser abkochen. Durchseihen und den Sud dem Badewasser zusetzen.

Umschläge aus folgenden Kräuteraufgüssen sind vor allem bei entzündeten Ekzemen hilfreich:

- Eichenrinde
- Kamille
- Ringelblume
- Malve
- Eiche

Eichenrinde
Zwei Eßlöffel zerkleinerte Eichenrinde in einem halben Liter Wasser zehn Minuten kochen und dann abkühlen lassen. Leintuch mit der Flüssigkeit tränken, leicht ausdrücken. Feuchte, lockere Umschläge machen. Dreimal täglich ein bis zwei Stunden einwirken lassen.

Kamille
Ein bis zwei Eßlöffel Blüten mit einem halben Liter kochendem Wasser überbrühen, 20 Minuten ziehen lassen. Mit Leintuch oder Gazekompressen mehrmals täglich lockere, feuchte Umschläge machen.

Bettnässen

Bettnässen bedeutet unwillkürliches Harnlassen in der Nacht und kommt hauptsächlich bei Kindern vor. Die Ursache dieser Schwäche der Blasenmuskulatur ist oft psychischer Natur. In diesem Fall kann das Johanniskraut in Verbindung mit psychotherapeutischen Maßnahmen eingesetzt werden.

Eine Kräutermischung, die vor allem entspannend und krampflösend wirkt, besteht aus Johanniskraut und Zinnkraut: Jeweils einen Eßlöffel der Kräutermischung mit einer Tasse heißem Wasser übergießen und 15 Minuten zugedeckt ziehen lassen. Täglich eine Tasse lauwarm und schluckweise am Abend trinken. Der obige Kräuteraufguß kann auch dem Badewasser zugefügt werden.

Auch täglich ein Eßlöffel Johanniskrautsaft mit ein wenig Kamillentee und Honig abgeschmeckt, wirkt sich bei Bettnässen entspannend und ausgleichend auf den psychischen Zustand aus.

Bluthochdruck

Bluthochdruck ist eine Krankheit des Kreislaufsystems. Sie kann oft auf eine erbliche Disposition zurückgeführt werden und/oder als Folge von Erkrankungen der Nieren und des Gefäßsystems auftreten. Auch bei Arterienverkalkung, Herzkrankheiten oder nervösen Störungen kann Bluthochdruck eine Begleiterscheinung sein. Die Symptome sind: Kopfschmerz, Schwindel, Ohrensausen, Gedächtnisschwäche und rasche Ermüdbarkeit. Bei Bluthochdruck sind folgende Therapiemaßnahmen zu empfehlen: eine salzarme Diät, Nikotinverzicht, Rückkehr zum Normalgewicht, Vermeidung von Streß, Nervosität sowie Anstrengung.

Die Heilpflanzen Johanniskraut, Ginseng, Weißdorn, Knoblauch, Mistel und Rosmarin haben eine blutdrucksenkende Wirkung und können in verschiedenen Formen angewendet werden. Besonders wirkungsvoll ist die Dauereinnahme von Weißdorn-, Ginseng- und Knoblauchfertigpräparaten (Trokken-Extrakten). Johanniskraut kommt am besten als Bestandteil von Kräuterteemischungen zur Wirkung. Die folgende Heilkräutermischung ist auch bei Arterienverkalkung zu empfehlen:

- Brunnenkresse
- Mistel
- Blasentang
- Johanniskraut
- Weißdorn
- Rosmarin

Jeweils einen Eßlöffel Blasentang und Mistel in kaltem Wasser ansetzen, langsam erhitzen und zehn Minuten auf kleiner Flamme kochen lassen. Zum Schluß die übrigen Kräuter (Brunnenkresse, Weißdorn, Rosmarin und Johanniskraut) hinzugeben und noch eine weitere Minute kochen. Zehn Minuten ziehen lassen.

Dreimal täglich eine Tasse zwischen den Mahlzeiten und vor dem Schlafengehen trinken. Der Tee soll kurmäßig (ca. drei bis vier Monate) getrunken werden. Auch Knoblauch- und Johanniskrautsaft sind bei Bluthochdruck wirksam.

Brandwunden

Bei Verbrennungen und Brandwunden muß man drei Grade unterscheiden:

- *1. Grad:* Hautrötung und Schmerzen
- *2. Grad:* Zusätzlich wassergefüllte Blasen
- *3. Grad:* Absterben und Verkohlen des Gewebes, offene Wunden.

Johanniskraut heilt bei Brandwunden ersten Grades. Nachdem die verletzte Stelle unter fließend-kaltes Wasser gehalten wurde, soll die verbrannte Haut mit Johanniskrautöl eingerieben werden. Das Einschmieren mehrmals täglich wiederholen. Auch Ringelblumensalbe wirkt bei leichten Brandwunden heilungsfördernd.

Aus dem folgendem Kräutertee-Aufguß kann ein Umschlag für die verbrannte Hautstelle gemacht werden:

- Arnika
- Kamille
- Ringelblume
- Johanniskraut

Jeweils eine Handvoll von den Kräutern mit einem halben Liter heißem Wasser übergießen. 20 bis 30 Minuten ziehen lassen. Aus der abgesiebten Flüssigkeit kann ein Umschlag angefertigt und um die verletzte Hautstelle gewickelt werden. Sie können sie aber auch dem Badewasser zusetzen.

Depressionen

Depressionen bezeichnen eine psychische Störung, die mit trauriger Verstimmung, gedrückter, pessimistischer Stimmungslage, innerer Leere, Hoffnungslosigkeit, Verzweiflung, Willenshemmung, Niedergeschlagenheit, Antriebsschwäche, Ermüdung, Schlafstörungen, Angst, Schuldgefühlen und Suizidgedanken verknüpft ist. Diese Symptome treten in unterschiedlicher Ausprägung auf. Die Literatur unterscheidet zwischen mehreren Formen der Depression: psychogenen oder reaktiven, endogenen, endo-reaktiven, exogenen, konstitutionellen, larvierten, neurotischen, pharmakogenen und vegetativen Depressionen. Diese Unterscheidung gründet sich einerseits auf die Ursachen, andererseits auf ihre Symptomatik. Depressionen können vermehrt in den Wintermonaten (Winterdepressionen), in den Wechseljahren (Wechseljahrsdepressionen), im Alter (Altersdepressionen) und aufgrund erschütternder Lebensereignisse (reaktive Depressionen) auftreten. Es gibt eine Vielfalt von Therapiemöglichkeiten zur Behandlung von Depressionen. Verschiedene Arten der Psychotherapie, Pharmakotherapie (synthetische oder pflanzliche Antidepressiva), Schlafentzug, Lichttherapie oder kombinierte Therapieformen können eingesetzt werden.

Das Johanniskraut wirkt euphorisierend und stimmungsausgleichend, ohne einen sedierenden (beruhigenden) Einfluß auszuüben. Es wird hier vor allem in Form eines Trocken-Extrakts empfohlen. Die zweckmäßigsten Präparate sind die, die mindestens 300 Milligramm Johanniskraut-Extrakt pro Tablette/Dragee/Kapsel enthalten. Davon soll dreimal täglich eine genommen werden.

Johanniskrauttee kann vor allem bei leichteren Formen von Depressionen verwendet werden. Am besten wirkt ein Monotee aus Johanniskraut: Zwei Eßlöffel Trocken-Extrakt oder eine Handvoll Frischpflanze mit einer Tasse heißem Wasser übergießen und 15 Minuten zugedeckt ziehen lassen. Dreimal täglich eine Tasse schluckweise zwischen den Mahlzeiten trinken.

Der Johanniskrautsaft ist eine der gesündesten Formen des Johanniskrautverbrauchs. Bei Depressionen sollte regelmäßig dreimal täglich ein Eßlöffel Saft mit Wasser verdünnt eingenommen werden.

Auch ein Heilbadezusatz aus Johanniskraut ist bei Depressionen wirksam: Eine Handvoll getrocknete oder frische Pflanze mit einem halben Liter heißem Wasser übergießen und 20 Minuten zugedeckt ziehen lassen. Dann dem Badewasser zufügen und darin ca. 20 Minuten verweilen.

Depressives Syndrom/depressive Verstimmung

Diese Begriffe werden dann verwendet, wenn bei depressiven Erscheinungen eine genauere Diagnose noch nicht gestellt werden kann. Die Symptome sind ähnlich wie bei Depressionen, können jedoch nicht kontinuierlich, sondern nur in einer schwachen Form oder vereinzelt festgestellt werden.

Leichtere depressive Verstimmungen können mit Johanniskrauttee, -tinktur, -saft und -Badezusatz sehr gut therapiert werden. Zubereitung und Dosierung siehe Depressionen.

Durchfall

Die Ursachen für Durchfall können einerseits psychisch bedingt sein, z. B. Streß, Angst, Panik sowie Übermüdung, andererseits aber auch als Begleiterscheinungen zahlreicher Krankheiten auftreten. Durchfall ist die älteste Indikation für eine Johanniskrauttherapie. Bereits Dioskurides beschrieb, wie das Kraut bei Durchfall helfen kann.

Bei chronischem Durchfall ist eine vier- bis sechswöchige Teekur aus Johanniskraut, getrockneten Heidelbeeren, Pfefferminzblättern und Kamille anzuwenden.

Eine Kräutersaftkur hilft ebenfalls gegen Durchfälle: jeweils zwei Teelöffel Johanniskrautsaft, Löwenzahnsaft, Wacholdersaft, Schwarzer Johannisbeersaft mit sieben Teelöffeln Wasser vermischt zwei- bis dreimal täglich trinken.

Auch der regelmäßige Gebrauch von Grünem und Schwarzem Tee kann Durchfall nicht nur heilen, sondern sogar vorbeugend dagegen wirken.

Ekzem

(siehe Ausschlag)

Erschöpfungszustände

Erschöpfungszustände können bei Überarbeitung, Streß und nach einer schweren Krankheit auftreten. Auch Klimakteriums- und Altersbeschwerden gehen oft mit Erschöpfungszuständen einher. Häufigste Symptome: Kopfschmerzen, Schwindel, Herzklopfen, Appetitlosigkeit, Schlafstörungen, Unruhe und sogar Angst. Sinnvolle Therapien stellen hier Heilbäder, Teemischungen, Pflanzensäfte und Tinkturen dar. Ein entspannendes und vitalisierendes Bad aus Lavendel und Rosmarin wirkt Wunder: Jeweils 50 Gramm Lavendelblüten mit einem Liter heißem Wasser übergießen und 15 Minuten zugedeckt ziehen lassen, dann abseihen und dem Badewasser zufügen.

Eine Teemischung aus Ginsengwurzel, Rosmarin, Johanniskraut und Lavendel ist vitalisierend, belebend und steigert die Konzentrationsfähigkeit: Ginsengwurzel eine Minute aufkochen, dann zehn Minuten ziehen lassen. Rosmarin, Lavendel und Johanniskraut mit einer Tasse kochendem Wasser übergießen, zehn Minuten ziehen lassen und abseihen. Davon zweimal täglich eine Tasse trinken.

Auch Johanniskrauttinktur und -saft können bei Erschöpfungszuständen angewendet werden: 30 Tropfen Johanniskrauttinktur mit Wasser oder Kamillentee verdünnt vor dem Essen einnehmen. Oder: Dreimal täglich zwei Teelöffel Johanniskrautsaft mit etwas Wasser verdünnt vor dem Essen schlucken.

Frostwunden/Frostbeulen

Frostwunden sind durch extreme Kälte verursachte schmerzhafte, juckende (rötliche oder blaurote) Schwellungen, die von Gewebeschädigungen bis zur Gewebezerstörung reichen. Es gibt drei verschiedene Grade von Frostwunden, bei denen der erste Grad (oberflächliche Erfrierung) mit Johanniskrautöl erfolgreich behandelt werden kann. Bei offenen Frostwunden wirkt das Johanniskrautöl blutstillend. Die verletzte Hautstelle mehrmals täglich mit Johanniskrautöl einreiben. Auch Kräuterbäder haben eine heilende Wirkung:

- Zinnkraut
- Johanniskraut
- Ringelblume
- Kamille
- Heublumen
- Arnikablüten

Von jedem der Kräuter jeweils einen Eßlöffel nehmen und die Mischung mit einem Liter heißem Wasser übergießen. 15 Minuten zugedeckt ziehen lassen, dann abseihen und dem Badewasser zufügen.

Frühjahrsmüdigkeit

Zur Frühjahrsmüdigkeit gehören Müdigkeit, Leistungsabfall, geschwächte Abwehrkräfte und niedrige Konzentrationsfähigkeit. Die Ursachen sind ein Mangel an Vitamin B und C sowie einseitige Ernährung. Frühjahrsmüdigkeit ist mit Luft- und Bewegungstherapie und mit einer vitaminreichen Ernährung zu behandeln. Unterstützende Therapien können Heiltees, -säfte und -bäder sein.

Eine Teemischung aus Johanniskraut, Brennessel, Heckenrose und Löwenzahn wirkt aktivierend und energiesteigernd. Jeweils einen Teelöffel Trocken-Extrakt oder Frischpflanze mit einer Tasse heißem Wasser übergießen und zehn Minuten zugedeckt ziehen lassen. Dann abseihen und beliebig mit Honig oder Zitrone abschmecken. Dreimal täglich eine Tasse schluckweise vor den Mahlzeiten trinken.

Auch Wacholderbeer-, Zwiebel-, Holunder- und Johanniskrautsaft sind zu empfehlen.

Furunkel

Bei Furunkeln handelt es sich um entzündete und eitrige Hautschwellungen, die äußerst schmerzhaft sind. Es gibt äußerliche und innerliche Behandlungsmöglichkeiten. Innerlich können Heilteemischungen angewendet werden, die vor allem blutreinigend und entschlackend wirken: Jeweils ein Teelöffel Birkenblätter, Brennessel, Schließgras und Seifenkraut mit einer Tasse heißem Wasser übergießen und etwa zehn Minuten zugedeckt ziehen lassen. Dann abseihen und schluckweise zweimal täglich morgens und abends trinken. Eine kurmäßige Anwendung dauert ca. sechs Wochen. Zur äußerlichen Anwendung empfiehlt es sich, in Johanniskrautöl getränkte Watte mehrmals täglich auf die Schmerzstelle aufzulegen. Bei der äußeren Anwendung können auch folgende Pflanzen in Form eines Heilbads verwendet werden:

- Kamille
- Arnikablüten
- Johanniskraut
- Ringelblume
- Zinnkraut

Jeweils eine Handvoll Frischpflanzen oder einen Eßlöffel Trockenkräuter mit einem Liter heißem Wasser übergießen. 20 Minuten ziehen lassen. Abgesiebte Flüssigkeit entweder dem Badewasser zusetzen oder für ein Gesichtsbad verwenden. Mit der Heilkräuterflüssigkeit können auch Umschläge gemacht werden.

Gallenbeschwerden

Gallenbeschwerden können durch Reizungen und Entzündungen der Schleimhaut der Gallenwege entstehen. Häufigste Symptome sind Druck unter dem rechten Rippenbogen, Koliken, Erbrechen, Magen- und Darmkrämpfe sowie Übelkeit.

Eine Heilkäuterkombination ist sowohl bei akuten Gallenbeschwerden (schmerzlichen Koliken) als auch bei Blähungen zu empfehlen. Sowohl Monotees, als auch Teemischungen aus folgenden Heilpflanzen können verwendet werden:

- Curcumawurzelstock
- Benediktenkraut
- Kümmelfrüchte
- Löwenzahn
- Pfefferminzblätter
- Wermutkraut
- Pestwurzblätter
- Johanniskraut

Aufguß: Ein Teelöffel Kräuter mit einer Tasse heißem Wasser übergießen, zehn bis 15 Minuten zugedeckt ziehen lassen, zwei bis dreimal täglich eine Tasse nach dem Essen trinken.

Folgende Teemischung fördert die Gallensekretion sowie den Abfluß des Gallensaftes und wirkt zudem entzündungshemmend:

- Wermut
- Löwenzahn
- Benediktenkraut
- Johanniskraut

Jeweils einen Teelöffel von den Kräutern mit einer Tasse heißem Wasser übergießen, 15 Minuten zugedeckt ziehen lassen, dann abseihen und schluckweise nach dem Essen trinken.

Auch Johanniskrautöl kann bei leichteren Gallenbeschwerden verwendet werden. Zwei- bis dreimal täglich einen Teelöffel Johanniskrautöl mit Wasser oder Kamillentee nach dem Essen einnehmen.

Gelenkrheumatismus, Gelenkschmerzen, Gelenkschwellungen

(siehe Rheumatische Beschwerden)

Geschwüre im Magen-Darm-Bereich

Geschwüre sind schlecht heilende Oberflächendefekte in der Haut oder Schleimhaut. Meist werden sie durch bakterielle Infektionen, Entzündungen und lokale Durchblutungsstörungen ausgelöst. Neben einer medikamentösen Therapie empfiehlt sich das Johanniskrautöl zur Einnahme: Zwei- bis dreimal täglich einen Teelöffel Johanniskrautöl mit Kamillentee vermischt nach dem Essen einnehmen. Kamille, Leinsamen, Süßholzwurzel und Johanniskraut können auch als Einzeltees zubereitet werden.

Kamille

Zubereitung als Aufguß: Ein bis zwei frische oder getrocknete Kamillenblüten mit einer Tasse heißem Wasser übergießen und zugedeckt zehn Minuten ziehen lassen. Dann abseihen und warm oder lauwarm schluckweise dreimal täglich zwischen den Mahlzeiten trinken.

Leinsamen

Zubereitung als Kaltauszug: Einen Teelöffel Leinsamen mit einer Tasse kaltem Wasser übergießen und über Nacht stehen lassen. Morgens nüchtern und dann jeweils vor den Mahlzeiten (dreimal täglich eine Tasse) lauwarm und schluckweise trinken.

Süßholzwurzel

Ein Teelöffel Süßholzwurzel zerkleinert über Nacht in einer Tasse mit kaltem Wasser einweichen. Am nächsten Tag kurz aufkochen und zehn Minuten ziehen lassen. Täglich zweimal nach den Mahlzeiten trinken.

Johanniskraut

Zubereitung als Aufguß: Ein bis zwei Teelöffel frisches oder getrocknetes Johanniskraut mit einer Tasse heißem Wasser übergießen und zugedeckt zehn Minuten ziehen lassen. Dann abseihen und warm oder lauwarm schluckweise dreimal täglich zwischen den Mahlzeiten trinken.

Auch frischer Weißkohlsaft sollte bei Geschwüren im Magen-Darm-Bereich kurmäßig getrunken werden: täglich einen halben Liter zwischen den Mahlzeiten.

Gicht

Gicht ist eine Stoffwechselkrankheit mit Symptomen an den Gelenken, weshalb sie oft zu den rheumatischen Erkrankungen gezählt wird. Bei Gicht wird Harnsäure im Blut angesammelt und im Gewebe der Gelenke abgesetzt. Hier entstehen dann entzündliche Schwellungen. Harnsäure ist ein stickstoffhaltiges Endprodukt des Eiweißstoffwechsels, das normalerweise mit dem Urin ausgeschieden wird. Bei Gicht sollen strenge Ernährungsrichtlinien eingehalten werden: Fleisch und Alkohol sind zu vermeiden.

Die regelmäßige Anwendung einer Heilkräuterteemischung aus folgenden Kräutern kann Ihre Therapie unterstützen:

- Brennesselkraut
- Wacholderbeeren
- Johanniskraut
- Löwenzahn

Jeweils einen Teelöffel der Kräuter mit einer Tasse kaltem Wasser eine Minute aufkochen. Zehn Minuten ziehen lassen, abseihen und morgens und abends über vier bis sechs Wochen eine Tasse zwischen den Mahlzeiten trinken. Als Monotee-Kur eignet sich im Frühjahr Löwenzahn, im Herbst Johanniskraut und Wacholder.

Aus den obigen Pflanzen können Sie auch eine Kräuterauflage machen: Stoffsäckchen mit Kräutern füllen, geschlossen in zwei bis drei Liter Wasser kurz aufkochen lassen, dann ca. 15 Minuten ziehen lassen, gut ausdrücken und warm auf die schmerzende Stelle auflegen.

Hautunreinheiten

Hautunreinheiten wie Pickel und Akne treten vermehrt in der Pubertät auf. Die Ursachen sind meist hormonelle Störungen. Im Erwachsenenalter entstehen Hautunreinheiten vor allem bei Magen- und Darmstörungen und bei falscher Ernährung. Die eitrigen und bakteriellen Entzündungen hinterlassen oft unschöne Narben. Johanniskrautöl ist bei diesen schwer heilenden Narben ausgesprochen hilfreich, bereits nach ein bis zwei Tagen können Sie sichtbare Verbesserungen feststellen: Mit in Johanniskrautöl (oder Tinktur) getränkter Watte mehrmals täglich die Akne oder die Pickel betupfen.

Ein Gesichtsumschlag oder -dampfbad aus Kamille, Stiefmütterchenkraut und Johanniskraut wirkt entzündungshemmend und wundheilend: Jeweils eine Handvoll Frischpflanzen oder zwei bis drei Eßlöffel Trocken-Extrakt nehmen und mit einem Liter heißem Wasser übergießen. 20 Minuten ziehen lassen. Tränken Sie ein sauberes Leintuch mit der abgesiebten Flüssigkeit und legen Sie dieses für ca. 15 Minuten auf Ihr Gesicht. Außer Johanniskraut eignen sich auch noch Bittersüßstengel, Stiefmütterchenkraut, Klettenwurzel und Walnußblätter für Gesichtsumschläge.

Gesichtsdampfbad: Die oben genannten Frischpflanzen oder Trocken-Extrakte aufkochen, dann das Gesicht ca. fünf Minuten über den Dampf halten. Das Gesichtsdampfbad eignet sich gut auch vor der Gesichtsreinigung.

Innerlich können Heilteemischungen angewendet werden, die vor allem blutreinigend und entschlackend wirken (siehe Furunkel).

Hämorrhoiden

Als Hämorrhoiden bezeichnet man knotenartige Erweiterungen der kleinen Blutadern (Blutgefäße) in und am After, die vor allem beim Stuhlgang sehr schmerzhaft sind. Auch Jucken, Brennen und Blutungen am After gehören zu den Symptomen. Die Ursache ist eine entweder angeborene oder/und durch die Lebensweise bedingte (häufiges Sitzen, Fettsucht, Alkoholgenuß, Schwangerschaft) Bindegewebsschwäche. Fast 80 Prozent der Männer leiden unter dieser Krankheit.

Mit in Johanniskrautöl getränkter Watte die Schmerzstellen regelmäßig betupfen. Auch Ringelblumensalbe eignet sich gut zur regelmäßiger Behandlung.

Bei der äußeren Anwendung können Sie auch folgende Heilpflanzen für Sitzbäder verwenden:

- Kamille
- Schafgarbe
- Johanniskraut
- Ringelblume
- Zinnkraut

Von jedem Kraut eine Handvoll nehmen und die Mischung mit zwei Liter heißem Wasser übergießen. 20 bis 30 Minuten ziehen lassen.

Abgesiebte Flüssigkeit dem Badewasser zusetzen und darin ca. zehn Minuten verweilen. Kaltes Duschen und Bewegung sind eine sehr gute Ergänzung zu der Therapie.

Bei innerlicher Anwendung soll aus den folgenden Heilpflanzen ein Tee gemacht werden:

- Schafgarbe
- Heidelbeerblätter
- Klettenwurzel
- Roßkastanie

Jeweils zwei bis drei Teelöffel frisches oder getrocknetes Kraut mit einer Tasse siedendem Wasser übergießen. Zehn Minuten ziehen lassen und jeweils morgens und abends eine Tasse Tee trinken.

Herpes simplex

Herpes simplex ist eine akute, schmerzhaft juckende Viruserkrankung mit Ausbildung zahlreicher Hautbläschen im Bereich der Schleimhaut der Lippen (Herpes labialis), der Nase und der äußeren Geschlechtsteile (Herpes genitalis). Heilkräuter können hierbei sowohl innerlich als auch äußerlich angewendet werden. Die innerliche Therapie erzielt die Stärkung der Immunabwehr. Eine kurmäßige Anwendung des Johanniskrauts entweder als Monotee oder als Bestandteil einer Kräutermischung wirkt vorbeugend bei allen Viruskrankheiten. Immunstärkende Heilteemischung:

- Johanniskraut
- Holunderblüten
- Hagebuttenschale
- Ginsengwurzel

Das Johanniskraut und die Holunderblüten (jeweils ein Eßlöffel) werden mit einer Tasse heißem Wasser übergossen, dann zehn Minuten ziehen lassen.

Die Hagebuttenschale und die Ginsengwurzel werden durch Abkochen zubereitet und mit dem Aufguß aus Johanniskraut und Holunderblüten vermischt. Kurmäßig dreimal täglich eine Tasse trinken.

Zur Behandlung der Hautbläschen betupfen Sie die befallenen Stellen mehrmals täglich mit in Johanniskrautöl getränkter Watte. Auch Kamillenheilsalbe lindert den juckenden Schmerz.

Ein Gesichtsumschlag aus Kamille, Stiefmütterchenkraut und Johanniskraut wirkt entzündungshemmend und wundheilend: Jeweils eine Handvoll Frischpflanzen oder zwei bis drei Eßlöffel von dem Trocken-Extrakt mit einem Liter heißem Wasser übergießen. 20 Minuten ziehen lassen. Danach ein sauberes Leintuch mit der abgeseihten Flüssigkeit tränken und 15 Minuten auf das Gesicht auflegen.

Herpes zoster (Gürtelrose)

Herpes zoster ist eine akute Viruserkrankung. Symptome sind die zahlreichen, meist halbseitig auftretenden, entzündlichen Hautbläschen mit starken, neuralgischen Schmerzen. (Therapie siehe Herpes simplex.)

Herz- und Blutkreislaufbeschwerden

Unausgewogene Ernährung, ungesunde Lebensführung, wenig Bewegung und viel Streß kombiniert mit Übergewicht und Hypertonie erhöhen die Gefahr von Herz-Kreislauf-Erkrankungen.

Heilpflanzen wirken bei nervösen Herzstörungen beruhigend, sie fördern die Durchblutung, senken den Blutdruck und erweitern die Koronargefäße. Neben konzentrierten Pflanzen-Trockenextrakten vor allem aus Weißdorn und aus Ginkgo-Biloba-Blättern können auch Teemischungen mit Johanniskraut bei nachlassender Leistungsfähigkeit des Herzens eingenommen werden:

- Baldrian
- Johanniskraut
- Weißdornblüten und -blätter
- Mistel

Auf eine Tasse Wasser einen Eßlöffel aus der obigen Kräutermischung nehmen und daraus einen Aufguß bereiten. Täglich drei Tassen über Wochen und Monate trinken. Bei Herzbeschwerden soll man Teeaufgüsse allgemein länger (mindestens 15 bis 20 Minuten) ziehen lassen und statt mit raffiniertem Zucker den Tee lieber mit Honig abschmecken.

Als Zusatz- sowie auch als Vorbeugungstherapie bei Herz- und Kreislaufbeschwerden empfehlen sich Knoblauchpräparate (Knoblauchtabletten, -tinkturen und -säfte). Regelmäßige Körperbewegung und eine fett- und cholesterinarme Ernährung sind dabei unerläßlich.

Hexenschuß

(siehe Rheumatische Beschwerden)

Kopfschmerzen/Migräne

Die Ursachen von Kopfschmerzen sind vielfältig. Einerseits können sie Symptome und Begleiterscheinungen anderer

Krankheiten sein, andererseits sind sie oft wetter-, ernährungs- oder auch psychisch bedingt. Es gibt eine Vielzahl von Behandlungsmethoden, um Kopfschmerzen zu lindern: Neben medikamentösen Therapien helfen vor allem Autogenes Training, Homöopathie, Magnettherapie, Akupunktur, Akupressur, Reflexzonentherapie, Schlaf- und Entschlackungskuren.

Johanniskraut mit Akupressur oder einer Schlaf- und Entschlackungskur kombiniert, kann bei Kopfschmerzen erfolgreich angewendet werden. Vor allem bei chronischen Kopfschmerzen, die sich auf Blutdruckschwankungen, Wetterfühligkeit und psychische Störungen gründen, ist die Anwendung von Johanniskrauttee, -tinktur und Fluid- oder Trocken-Extrakten zu empfehlen.

Zubereitung des Johanniskrauts als Aufguß: Ein bis zwei Teelöffel frisches oder getrocknetes Johanniskraut mit einer Tasse heißem Wasser übergießen und zugedeckt zehn Minuten ziehen lassen. Dann abseihen und warm oder lauwarm schluckweise dreimal täglich zwischen den Mahlzeiten trinken.

Johanniskrauttinktur: Zwei- oder dreimal täglich 15 bis 25 Tropfen Tinktur auf Zucker oder mit etwas Wasser vor dem Essen einnehmen.

Auch Schwarzer und Grüner Tee sowie Melissengeist können bei Kopfschmerzen und Migräne helfen.

Magenbeschwerden

Magenverstimmung, Sodbrennen, Übelkeit, Krämpfe und Schmerzen gehören zu den häufigsten Symptomen von Magenbeschwerden. Ungesunde Lebensführung wie zu häufiger Alkohol- und Koffeingenuß und zu stark gewürzte Nahrung führen oft zu chronischen Entzündungen im Magen-Darm-Bereich. Die in letzter Zeit entdeckten Heliobakterien gelten im Moment als erste und wichtigste Ursache der Magenschleimhautentzündung. Sie kann mit einer gezielten, antibiotischen

Therapie erfolgreich geheilt werden. Die meisten Magenbeschwerden haben jedoch nervöse Ursachen und können mit beruhigenden, krampflösenden und entspannenden Pflanzen und einer gezielten Ernährungsumstellung geheilt werden.

Die Basispflanze einer Teemischung ist entweder Kümmel oder Pfefferminz. Johanniskraut kommt als ergänzendes Kraut hinzu:

- Pfefferminzblätter
- Fenchel
- Johanniskraut
- Kümmel
- Kamillenblüten

Jeweils eine Handvoll Kräuter oder Trocken-Extrakt als Teemischung nehmen. Davon einen Teelöffel mit einer Tasse heißem Wasser übergießen und zehn bis 15 Minuten ziehen lassen. Dreimal täglich eine Tasse zwischen den Mahlzeiten trinken.

Neben Johanniskrauttee kann auch das Johanniskrautöl bei Magenbeschwerden angewendet werden: Dazu nehmen Sie dreimal täglich einen Eßlöffel vor dem Essen ein.

Ein Monotee aus Leinsamen als Kaltauszug ist zudem ein altbewährtes Mittel gegen Magenschmerzen: Ein Teelöffel Leinsamen mit einer Tasse kaltem Wasser übergießen und über Nacht stehen lassen. Lauwarm trinken.

Zur Beruhigung der entzündeten Schleimhäute eignet sich auch roher Kartoffel- oder Weißkohlsaft hervorragend als Ergänzungstherapie.

Menstruationsbeschwerden

Zu den häufigsten Menstruationsbeschwerden gehören: Bauchschmerzen, Übelkeit, Schwindel, Kopfschmerzen, Konzentrationsstörungen, allgemeine seelische und körperliche Schwäche, geringe Frustrationstoleranz, Anspannung und Nervosität.

Johanniskraut als Einzelpräparat oder als Bestandteil einer Kräuterteemischung hilft, diese Symptome zu mindern.

Johanniskrauttee: Zwei Teelöffel Johanniskraut mit einer Tasse heißem Wasser übergießen, 15 Minuten ziehen lassen, dann abseihen. Morgens und abends eine Tasse nach den Mahlzeiten trinken.

Die folgende Kräuterteemischung wirkt entkrampfend, schmerzstillend und beruhigend:

- Frauenmantel
- Schafgarbe
- Johanniskraut
- Weiße Taubnessel

Jeweils einen Teelöffel des jeweiligen Krauts nehmen. Aus dieser Teemischung einen Eßlöffel mit siedendem Wasser übergießen und 15 Minuten zugedeckt ziehen lassen. Morgens und abends eine Tasse zwischen den Mahlzeiten trinken. Wenden Sie dies über mehrere Wochen an. Am Abend kann zur Kräuterteemischung auch die beruhigend und schlaffördernd wirkende Baldrianwurzel als weiterer Bestandteil zugefügt werden.

Rheumatische Beschwerden

Rheumatismus ist eine schmerzhafte, das Allgemeinbefinden vielfach beeinträchtigende Erkrankung der Gelenke, Muskeln, Nerven und Sehnen. Bei akuten Schmerzen des Bewegungsapparats kann ein breites Spektrum natürlicher Heilmethoden eingesetzt werden: Neben verschiedenen Ernährungstherapien können auch Heilbäder, Kräuterumschläge, Heilpfanzentees, Salben und Öle angewendet werden.

Johanniskrautöl: Es wird so viel Johanniskrautöl in die erkrankte und schmerzende Körperstelle eingerieben, wie die Haut aufnehmen kann. Oder man tränkt ein sauberes Leintuch mit Öl und legt es auf.

Aus Arnika, Johanniskraut, schwarzem Senf und Heublumen können Kräuterauflagen und Umschläge gemacht werden: Stoffsäckchen mit jeweils drei Eßlöffel Arnika, Johanniskraut, schwarzem Senf und Heublumen füllen, geschlossen in einem Liter Wasser kurz aufkochen lassen, dann ca. 15 Minuten ziehen lassen, gut ausdrücken und warm auf die schmerzende Stelle auflegen.

Auch Tinkturen aus Arnika und Johanniskraut eignen sich für Umschläge und Kräuterauflagen: Jeweils 15 Tropfen aus Arnika- und Johanniskrauttinktur mit einer Tasse Wasser vermischen und ein damit getränktes Leintuch auf die erkrankte Stelle legen.

Johanniskraut kann bei rheumatischen Beschwerden auch als Badezusatz verwendet werden:

- Heublume
- Kamille
- Schafgarbe
- Johanniskraut

Jeweils eine Handvoll Kräuter mit einem Liter heißem Wasser übergießen. 20 bis 30 Minuten ziehen lassen. Abgesiebte Flüssigkeit dem Badewasser zusetzen und darin 20 Minuten verweilen.

Als innere Anwendung eignen sich folgende Kräuter als Einzeltees und als Kräuterteemischungen:

- Bittersüßstengel
- Brennesselblätter
- Löwenzahn
- Teufelskrallenwurzel
- Wacholderbeeren
- Johanniskraut

Abkochen: Jeweils einen Teelöffel der Kräuter nehmen, und die Kräutermischung mit einem Liter Wasser eine Minute lang aufkochen lassen, dann 20 Minuten ziehen lassen, abseihen und über den Tag verteilt vor den Mahlzeiten eine Tasse trinken.

Schlafstörungen

Schlafstörungen sind häufige Begleiterscheinungen von Depressionen, Nervosität, Erschöpfung, Wechseljahrs- und Altersbeschwerden sowie anderer psychosomatischer Erkrankungen.

Die Dauereinnahme des Johanniskrauts führt langfristig zur Heilung. Es wird ein tiefer, ruhiger Schlaf gesichert, und psychovegetative Störungen werden beseitigt. Bei chronischen Schlafstörungen sollen Fertigpräparate in Form von Trocken-Extrakt oder Fluid-Extrakt eingenommen werden. Die Mindesteinnahme dauert ca. zwei bis drei Monate. Auch Johanniskrauttee wirkt sich bei Schlafstörungen langfristig positiv aus:

Zwei Teelöffel Johanniskraut mit einer Tasse heißem Wasser übergießen, 15 Minuten ziehen lassen, dann abseihen. Morgens und abends eine Tasse nach den Mahlzeiten trinken.

Eine Schlafteemischung aus folgenden Heilkräutern hilft vor dem Schlafengehen:

- Baldrianwurzel
- Johanniskraut
- Melissenblätter

Den Baldrian-Extrakt oder die frische Baldrianwurzel über Nacht in kaltes Wasser einweichen. Dann aufkochen und dem kochenden Wasser Johanniskraut-Extrakt und Melisse beifügen, eine Minute kochen. Den ganzen Auszug zehn Minuten ziehen lassen. Vor dem Schafengehen eine Tasse trinken.

Auch Sitzbäder und Vollbäder aus Baldrian, Melisse und Johanniskraut können bei Schlafstörungen sehr hilfreich sein.

Verletzungen

(Blutungen, Bluterguß, Verrenkung, Verstauchung, Quetschungen, Schwellungen, Wunden.)

Verletzungen sind durch äußere Einwirkungen hervorgerufene Zerstörungen der Haut. Die erste Maßnahme ist gewöhnlich die Wundreinigung und das Desinfizieren der Haut mit Jodpräparaten. Das Hyperforin, ein Bestandteil des Johanniskrauts, wirkt antibiotisch und wundheilend. Die Gerbstoffe des Krauts haben einen lokal entzündungshemmenden Einfluß und sind blutstillend.

Umschläge aus Heilkräutern können vor allem bei Blutergüssen, Verstauchungen, Quetschungen und Schwellungen angewendet werden, wobei das Johanniskraut ein wesentlicher Bestandteil ist:

- Arnika
- Ringelblume
- Johanniskraut

Jeweils zwei Eßlöffel von den getrockneten oder frischen Kräutern mit einem halben Liter kochendem Wasser übergießen, 15 Minuten ziehen lassen. Kühle Umschläge machen, die mehrmals täglich erneuert werden.

Aus Johanniskraut und Arnika können auch Tinkturen für Umschläge verwendet werden: Zwei bis drei Eßlöffel Tinktur zu einem halben Liter kaltem Wasser geben. Daraus einen Umschlag machen.

Johanniskrautöl soll auf die verletzte/verwundete Körperstelle aufgetragen werden. Bei größeren Wundflächen tränkt man ein Leintuch mit dem Johanniskrautöl und legt es auf die Haut auf.

Es kann auch bei Verrenkungen, Verstauchungen, Quetschungen und Schwellungen als entzündungshemmendes und schmerzlinderndes Mittel angewendet werden.

Wechseljahrsbeschwerden

Wechseljahre oder Klimakterium nennt man die sogenannte Menopause, in der eine grundlegende hormonelle Umstellung im Körper der Frau stattfindet. Die Regelblutung bleibt aus. Die unangenehmen Begleiterscheinungen dieser Veränderungen bestehen oft in: Schweißausbrüchen, Hitzewallungen, Nervosität, Unruhe, Schlafstörungen, depressiven Verstimmungen sowie Kreislauf-, Herz- und Konzentrationsstörungen.

Wechseljahrsbeschwerden können entweder mit Hormonpräparaten oder mit Heilkräutern behandelt werden. Es empfiehlt sich, bei starken Beschwerden hochkonzentrierte Johanniskraut-Extrakte zu nehmen. Ein hochdosiertes (300 bis 350 Milligramm pro Tablette oder Dragee) Johanniskrautpräparat dreimal täglich kann die Probleme beträchtlich mindern.

Bei leichteren oder seltenen Beschwerden soll eine Johanniskrauttee-Kur gemacht werden:

Zwei Teelöffel Johanniskraut mit einer Tasse heißem Wasser übergießen, 15 Minuten ziehen lassen, dann abseihen. Morgens und abends eine Tasse nach den Mahlzeiten trinken. Wenn Schweißausbrüche und Hitzewallungen den Großteil der Beschwerden ausmachen, ist eine Teemischung aus Salbei, Gartenraute, Johanniskraut, Schafgarbe und Rosmarin zu empfehlen.

Das folgende Teerezept bewirkt eine ganz allgemeine Erleichterung bei dem Hormonwechsel:

- Johanniskraut
- Frauenmantel
- Schafgarbe
- Weißdornblüten
- Mistel
- Baldrian
- Hopfen

Aus der obigen Teemischung soll ein Eßlöffel dreimal täglich mit einer Tasse siedendem Wasser übcrbrüht werden. Dieser Tee kann längere Zeit kurmäßig verwendet werden.

Johanniskrautsaft bei Wechseljahrsbeschwerden: Dreimal täglich vor dem Essen einen Eßlöffel mit der sechsfachen Menge Wasser oder Kamillentee verdünnt einnehmen.

Wetterfühligkeit

Wetterfronten haben eine große Auswirkung auf den Körper und die Seele. Häufigste Symptome der Wetterempfindlichkeit sind: Kopfschmerzen, Unruhe, Herzklopfen, Kreislauflabilität, Konzentrationsschwäche, Schlaflosigkeit und rheumatische Beschwerden.

Neben therapeutischen Maßnahmen wie z. B. frische Luft, Bewegung, Ernährungsumstellung, Autogenes Training können auch Heilpflanzen vor allem in Form von Heiltees, Heilbädern, Tinkturen und Pflanzensäften bei Wetterfühligkeit helfen oder ein entspannendes Lavendel- und Johanniskrautbad: 50 Gramm Lavendel und Johanniskrautblüten mit einem Liter heißem Wasser übergießen und 15 Minuten zugedeckt ziehen lassen, dann abseihen und dem Badewasser zufügen.

Johanniskrauttinktur: Zwei- oder dreimal täglich oder bei Beschwerden 15 bis 25 Tropfen Tinktur auf Zucker oder mit etwas Wasser vor dem Essen einnehmen.

Zubereitung des Johanniskrauts als Aufguß: Ein bis zwei Teelöffel frisches oder getrocknetes Johanniskraut mit einer Tasse heißem Wasser übergießen und zugedeckt zehn Minuten ziehen lassen. Dann abseihen und warm oder lauwarm schluckweise dreimal täglich zwischen den Mahlzeiten trinken.

Eine Kräuterteemischung aus Lavendel, Melisse und Johanniskraut bringt Entspannung und ruhigen Schlaf.

Johanniskraut in der Kosmetik

Naturkosmetik heute und in der Vergangenheit

In der letzten Zeit wird immer klarer, daß auch in der Kosmetik natürliche Pflanzenstoffe vorzuziehen sind. Chemische und synthetische Stoffe können gelegentlich großen Schaden an der Haut anrichten und kosten zudem meistens viel mehr Geld als pflanzliche. Bei den synthetischen Kosmetikprodukten der großen Industriefirmen werden meist die Markennamen und die kostspieligen Tierversuche mitbezahlt. Was man bei selbst hergestellten Naturprodukten beachten sollte, ist, daß sie nur eine relativ kurze (ein bis vier Wochen) Haltbarkeit besitzen. Zudem empfiehlt es sich, sie im Kühlschrank aufzubewahren. Beachtet man diese Grundregel, so kann man mit den Basisstoffen Olivenöl oder Schweineschmalz aus mehreren Pflanzen selbst naturkosmetische Produkte herstellen.

Einem alten Hausrezept zufolge kocht man das Schweineschmalz auf und gibt dann die gewünschte Heilpflanze (oder auch eine Mischung aus mehreren Pflanzen) hinzu. Danach muß man das Schmalz filtern und abkühlen. Im alten Ägypten war die Kosmetik ein wichtiger Bestandteil des religiösen Tempelkults und wurde in den sogenannten Salbenkammern durchgeführt. Die verwendeten Substanzen, die Salben, Öle, Räucher- und Duftstoffe, gehörten zu geheimen Ritualhandlungen und wurden deshalb strengstens bewacht. In den Tempelanlagen der 18. Dynastie sind Salbenkammern nachzuweisen wie z. B. im Tempel der Königin Hatschepsut in Deir el Bahari, wo das große Massaker an den ausländischen Touristen im Jahre 1997 stattgefunden hat. In diesen Salbenkammern der Tempelanlagen wurden sogar noch Rezepte zur Herstellung verschiedener Kosmetika gefunden. Diese bestehen aus der Aufzählung der pflanzlichen Bestandteile bzw. deren Extrakte. Es wurden auch die genauen Maß- und Gewichtsangaben der Ausgangssubstanzen angegeben. Die rituellen Handlungen der Kosmetikherstellung blieben natürlich den Priestern vorbehalten. Gegen das vorzeitige Altern der Haut und gegen die Faltenbildung verwendeten die Ägypter beispielsweise Zyperngras und Wachs. Sie schützten nicht nur ihre Haut, sondern auch ihr Haar durch Öle und fetthaltige Stoffe vor zu starkem Austrocknen. Das beliebteste Öl der Ägypter war das Rizinusöl.

Die naturkosmetische Verwendung des Johanniskrauts steht in engem Zusammenhang mit der medizinischen. Wegen seiner regenerierenden Wirkung auf die oberste Hautschicht ist es oft ein wichtiger Bestandteil in vielen naturkosmetischen Produkten. Auch bei starken Gewebeschädigungen durch Erfrierungen, Infektionen oder Verbrennungen kann die Pflanze ja erfolgreich eingesetzt werden.

Industriell gefertigte Präparate – vor allem Salben und Cremes – enthalten eine Reihe von chemischen Substanzen (Tenside, Antioxidantien, Emollients, Farbstoffe und synthetische Riechstoffe), die eine lange Haltbarkeit der Produkte gewährleisten. Das Johanniskrautöl kann jedoch ohne jegliche chemische Hilfsmittel hergestellt werden. Es enthält nur Olivenöl oder ein anderes Naturöl. Johanniskrauttinktur wird nur mit Hilfe von Alkohol produziert, der gleichzeitig auch die Haltbarkeit des Präparats verlängert. Die ätherischen Öle des Johanniskrauts besitzen keimtötende Eigenschaften, daher kann nicht nur die Tinktur, sondern auch das Johanniskrautöl längere Zeit aufbewahrt werden. Trotzdem besitzt die Tinktur die längere Haltbarkeit.

Die Anwendung des Johanniskrauts

Bei allen drei Hauttypen (normale, trockene und fettige Haut) sowie der Mischhaut können Naturprodukte aus Johanniskraut verwendet werden.

Bei trockener Haut helfen die Johanniskrautbestandteile (fettige Öle) gegen das Altern der Haut, das sich meist durch Sprödigkeit und frühzeitige Faltenbildung bemerkbar macht. Und bei normaler Haut regeneriert das Johanniskraut auch die Zellen.

Sowohl fettige als auch normale Haut benötigen bei starker Kälte und heftigem Wind mehr Pflege und Schonung. Rötliche und entzündete Hautstellen, die durch Frost oder Kälte entstanden sind, können ebenfalls gut mit Johanniskrautöl geheilt werden. Aus diesem Grund ist das Johanniskrautöl auch beim Skifahren zu empfehlen.

Am besten eignet sich das Johanniskraut jedoch bei fettiger Haut, bei der oft Unreinheiten, Mitesser und Akne auftreten. Bei diesem Typ ist die Produktion der Talgdrüsen höher, daher neigen fetthäutige Personen am ehesten zu Entzündungen, die durch Bakterien verursacht werden. Die keimtötende, entzündungshemmende und zusammenziehende Eigenschaft des Johanniskrauts wirkt daher sehr gut. Hier verwendet man Johanniskrauttinktur.

Es ist wichtig, mehrmals täglich die Haut zu reinigen, am besten mit Kräuterwasser wie z. B. Weißdorn, Lindenblüten Hamamelis.

Bei Mischhaut sind nur die Partien um Nase, Kinn und Stirn fettig, während Augenpartien und Wangen dem normalen Hauttyp entsprechen. Aus diesem Grund werden die verschiedenen Hautteile unterschiedlich gepflegt. Hier können Johanniskrautprodukte sehr gut verwendet werden: Johanniskrautöl bei den normalen Hautstellen; Johanniskrauttinktur bei den fettigen Hautpartien.

Bei dieser Haut ist die Reinigung ebenso wichtig wie bei fettiger Haut. Nach der Reinigung empfehlen sich Kompressen und Umschläge aus abgekühlten Kamillen- und Johanniskrauttees.

Naturkosmetische Produkte aus Johanniskraut

Aufgüsse, Gesichtsdampfbäder, Kompressen und Umschläge aus der Johanniskrautpflanze oder aus dem Trocken-Extrakt Herba hyperici reinigen die Haut und wirken gegen Entzündungen.

Gesichtsdampfbad aus Johanniskraut

Eine Handvoll Frischpflanzen oder drei Eßlöffel getrocknetes Kraut in einem Liter Wasser zum Kochen bringen, ca. eine Minute kochen lassen und dann vom Herd nehmen. Das Gesicht über den heißen Dampf halten.

Johanniskrautumschlag/Kompresse

Jeweils eine Handvoll Frischpflanzen oder zwei bis drei Eßlöffel getrocknetes Kraut mit einem Liter heißem Wasser übergießen. 20 Minuten ziehen lassen. Aus der abgesiebten Flüssigkeit einen Gesichtsumschlag oder eine Kompresse machen. Umschläge, Kompressen und Gesichtsdampfbäder aus einer Kräutermischung von Kamille, Stiefmütterchenkraut und Johanniskraut wirken entzündungshemmend und wundheilend. Auch Stiefmütterchenkraut, Bittersüßstengel, Klettenwurzel und Walnußblätter können dafür verwendet werden.

Johanniskrautöl und Johanniskrauttinktur

Akne und Mitesser sollen mit Johanniskrauttinktur oder -öl behandelt werden. Dazu trägt man die Tinktur bzw. das Öl mit Wattestäbchen auf die Unreinheiten auf. Die eitrigen, bakteriellen Entzündungen wie Akne, Pickel oder Furunkel hinterlassen oft Wunden und Narben, die mit Johanniskrautöl erfolgreich beseitigt werden können.

Bei der kosmetischen Anwendung des Johanniskrauts muß erneut auf die Gefahr der Photosensibilisierung der Haut hingewiesen werden. Hellhäutige und hautempfindliche Personen sollen bei Anwendung von Johanniskrautprodukten den längeren Aufenthalt in der Sonne möglichst vermeiden.

Die kosmetische Verwendung des Johanniskrauts in Kombination mit anderen Heilpflanzen:

- *Stiefmütterchenkraut und Johanniskraut:* Die Anwendungsgebiete dieser Kräuterkombination sind Akne und Hautekzeme. Das Stiefmütterchenkraut ist eine typische Pflanze zur Blutreinigung. Ferner wird es auch zur Schleimlösung verwendet.
  Anwendung/Zubereitung: Einen Teelöffel getrocknetes Stiefmütterchenkraut und einen Teelöffel Johanniskraut in einer Tasse kaltem Wasser ansetzen. Dann kurz aufkochen und abseihen. Diese abgekochte Flüssigkeit können Sie sowohl als Tee als auch äußerlich als Gesichtskompresse verwenden. Der Tee kann ruhig über mehrere Wochen zu den Mahlzeiten getrunken werden (immer frisch zubereiten).
- *Kamille mit Johanniskraut:* Diese Kräutermischung wird bei Furunkel, Hautverletzungen und Entzündungen angewendet. Sie hat sich in Form von Sitzbädern auch bei Hämorrhoiden und bei Ausfluß sehr bewährt.
  Anwendung/Zubereitung: Einen Teelöffel Kamillenblüten und einen Teelöffel Johanniskraut mit einer Tasse kochendem Wasser überbrühen und zugedeckt fünf Minuten ziehen lassen. Die heiße Flüssigkeit kann für ein Gesichtsdampfbad, die abgekühlte Flüssigkeit als Gesichtskompresse oder als Gesichtsumschlag verwendet werden.
- *Arnika mit Johanniskraut:* Arnika regt die Regeneration der Haut an und fördert die Durchblutung. Aus beiden Kräutern werden einzeln Tinkturen gemacht und dann zur Anwendung miteinander gemischt. Äußerlich können sie bei Blutergüssen, Entzündungen, schlecht heilenden Wunden sowie

bei unreiner Haut angewendet werden. Mit der Tinkturmischung die Haut einreiben.
Anwendung/Zubereitung:
Arnikatinktur: Ein Teil getrockneter Arnikablüten mit zwölf Teilen 70prozentigem Alkohol oder Weingeist in einer breiteren Flasche ansetzen und unter öfterem Schütteln zehn Tage stehen lassen. Dann filtrieren, so daß die Blüten ausgepreßt werden.
Johanniskrauttinktur: Sowohl frische als auch getrocknete Pflanzen können hierzu verwendet werden, wobei ein Teil Johanniskraut mit fünf Teilen 70prozentigem Alkohol zu mischen sind. Diese Mischung wird verschlossen – vor starkem Sonnenlicht geschützt – etwa eine Woche bei Zimmertemperatur stehen gelassen. Täglich mehrmals schütteln. Nach diesem Zeitraum die Flüssigkeit filtrieren.
Arnika- und Johanniskrauttinkturen können auch in der Apotheke als Fertigprodukte gekauft und jahrelang aufbewahrt werden.

Weitere Heilpflanzen, die bei der Hautpflege verwendet werden:

- *Lavendelblüten:* Entwickeln eine leichte Heilwirkung bei Hautreizungen und fördern die Durchblutung. Zudem wirken Lavendelblüten desinfizierend.
- *Avocado-Öl:* Glättet die spröde und trockene Haut.
- *Ringelblumen (Calendula):* Wirken bei Entzündungen und schlecht heilenden Wunden.
- *Hamamelisblätter:* Regulieren fettige und Mischhaut und fördern deren Durchlutung.
- *Bittersüßstengel:* Wirken bei unreiner Haut.

Anpflanzen, Sammeln, Trocknen und Lagern

Das Johanniskraut gehört zu den wildwachsenden Heilpflanzen, die besonders häufig an Bahndämmen, Gräben, Äckern, Wald-, Weiden- und Wegrändern vorkommen. In Deutschland ist die Pflanze weit verbreitet, so daß die Möglichkeit besteht, Johanniskraut in größeren Mengen zu sammeln. Wenn man die Form, die Farbe, den Geruch und die besonderen Merkmale weiß, ist das Erkennen der Pflanze kein Problem.

Sowohl das Sammeln als auch die Aussaat einer Pflanze beruhen auf unterschiedlichen Kriterien, die auf ökologische und wissenschaftliche Untersuchungen und auf praktische Erfahrungen zurückgehen sowie auch die mystischen Vorgänge des Pflanzenlebens miteinbeziehen. Von größter Wichtigkeit ist, daß der Sammelplatz einer wildwachsenden Heilpflanze mindestens einen Kilometer weit von der Autobahn oder einem Industriegebiet entfernt liegt, um Luftverschmutzung zu vermeiden. Gesammelt wird der obere ca. 30 bis 40 Zentimeter lange, stark verzweigte Teil des blühenden Krauts, der sowohl Knospen, Blüten und Blätter als auch die festeren Stengelteile enthält. Die Wirkstoffe befinden sich in allen drei Teilen der Pflanze, jedoch in unterschiedlichem Maße (Stengelteile haben den niedrigsten Wirkstoffgehalt).

Die Sammelzeit dauert von Juni bis September, während die Pflanze blüht. Sie sollte jedoch auf die Zeit zwischen Mitte und Ende Juni beschränkt werden, da in dieser Zeit der Wirkstoffgehalt des Johanniskrauts am höchsten ist.

Weitere Kriterien des Sammelns

Die allgemeinen Vorschriften des Naturschutzes müssen beachtet werden. Beim Johanniskraut wird der obere Teil der Pflanze verwendet, daher reißt man die Pflanze nicht aus, sondern schneidet nur die oberen 30 bis 40 Zentimeter ab. Es ist wichtig, nicht alle gefundenen Pflanzen zu pflücken, sondern einige (die Samen und Kerne enthalten) auf dem Sammelplatz zu belassen, damit die Fortpflanzung des Heilkrautes gewährleistet ist. Beim »Ernten« ist darauf zu achten, daß nur völlig gesunde und unbeschädigte Pflanzenteile mitgenommen werden. Das Sammeln sollte in Papiertüten oder in Körben und ausschließlich bei trockenem Wetter – wenn möglich bei Sonnenschein – erfolgen.

Zehn Tips für das Sammeln

1. Bitte beachten Sie in jedem Falle die Naturschutzbestimmungen!
2. Sammeln Sie nur gesunde und saubere Pflanzen, die Sie sicher bestimmen können!
3. Sammeln Sie keine Pflanzen, die direkt an befahrenen Straßen wachsen!
4. Sammeln Sie Kraut- und Blattdrogen nur während der Blütezeit!
5. Lassen Sie immer einige Pflanzen am Fundort stehen!
6. Reißen Sie nie die ganze Pflanze aus, sondern schneiden Sie den Teil, den Sie benötigen, mit einer Schere ab und sammeln Sie ihn locker in offenen Taschen oder Papiersäcken. Plastikbeutel eignen sich nicht dafür!
7. Reinigen Sie die Pflanze falls nötig nur kurz unter fließendem, kaltem Wasser. Schleudern Sie das Waschwasser gut ab (Küchensieb, Salatschleuder)!
8. Trocknen Sie die Pflanze möglichst rasch an einem schattigen, luftigem und natürlich trockenem Ort. Legen Sie sie dazu in dünnen Schichten auf, nicht übereinander! Sonst künstliche Trocknung bei 35–40 Grad.
9. Bewahren Sie die getrocknete Pflanze kühl und trocken auf. Nicht in Kunststoffbeuteln oder -behältern lagern!
10. Sammeln Sie die Pflanzen jedes Jahr neu!

Astrologische Gesichtspunkte

Zum geheimnisvollen Innenleben der Pflanzen gehören die Mondphasen. Die Rhythmen der Natur sind sowohl mit dem Neu- und Vollmond als auch mit ab- und zunehmenden Monden verknüpft. Das Säen, Sammeln und Zubereiten der Pflanzen soll in den richtigen Phasen erfolgen. Diese sind seit Jahrtausenden in astrologischen Schriften festgelegt. Sie hängen nicht nur mit den Mondphasen, sondern auch mit bestimmten Kalendertagen, die heidnische und/oder religiöse Feste anzeigen, zusammen. Die Anweisungen und Regeln der Pflanzenpflege beruhen einerseits auf praktischen Erfahrungen, andererseits wurzeln sie in Analogien und Symbolen.

Am Ende des Buches werden Verbindungen zwischen magischen und praktischen Beweggründen aufgezeigt, die seit Jahrtausenden in der Natur und im Pflanzenbau bestehen. Deshalb soll das Johanniskraut um den 24. Juni herum gepflückt werden.

Trocknen und Lagern

Das Trocknen verhindert, daß Mikroorganismen das Sammelgut angreifen und vernichten. Dabei entzieht man der Pflanze das Wasser und unterbindet chemische Prozesse, die einen Ab- oder Umbau der Wirkstoffe bewirken könnten.

Zum Trocknen des Johanniskrauts eignet sich ein schattiger, nicht zu warmer und gut durchlüfteter Raum, in dem die Pflanzenteile ausgebreitet und während der Trocknungszeit mehrmals – möglichst täglich – gewendet werden. Beim Trocknen soll pralle Sonne und starke Ofenwärme vermieden werden. Die Trocknungszeit hängt von dem Raum und auch von den Wetterbedingungen ab. Sie dauert jedoch meist sieben bis zehn Tage. Stimmen die Bedingungen beim Trocknen nicht, kann der Gerbstoffgehalt von 15 auf 6,4 Prozent sinken. Auch andere Inhaltsstoffe wie z. B. ätherische Öle können geschädigt werden. Das Verhältnis von frischem zu getrocknetem Johanniskraut ist fünf zu eins: Aus vier bis fünf Kilogramm frischem Johanniskraut entsteht ca. ein Kilogramm getrocknetes.

Aufbewahrt werden soll das Johanniskraut möglichst geschützt vor Luft und Licht in einem dunklen Glas. Helligkeit wirkt sich auf den Wirkstoffgehalt und die Haltbarkeit der Pflanze nachteilig aus. Länger als ein Jahr bewahrt man das Kraut nicht auf, da Heilkräuter in der Regel jedes Jahr neu gesammelt werden.

Anpflanzen des Johanniskrauts

Auch für das Johanniskraut gilt die Regel, daß die in ihrer natürlichen Umgebung wachsenden Pflanzen eine höhere Wirksamkeit haben, als diejenigen, die künstlich angebaut werden. In den Mythologien der Antike wird das Aufkommen der Landwirtschaft als Gewaltakt dargestellt, bei dem der Mensch die Natur vergewaltigt, um sie beherrschen und versklaven zu können. Den Gartenbau hingegen sehen sie als eine friedliche, liebevolle und fruchtbare Zusammenarbeit mit der Mutter Erde an.

Johanniskraut ist sowohl eine Pflanze des Gartens als auch der Landwirtschaft. Beim Gartenanbau wird das Johanniskraut jedoch nicht in »Massen« produziert, deswegen können die Anpflanzungsbedingungen hier günstiger sein. In der Landwirtschaft werden oft chemische Düngemittel verwendet, um eine sichere und höhere Produktionsmenge (Trockenmenge) zu erhalten. Heilpflanzen, die nur organisch gedüngt werden, sind gesünder und haben auch eine bessere Heilwirkung. Wenn man im eigenen Garten Johanniskraut anpflanzt, sollte man entweder nicht düngen, oder ausschließlich Düngemittel aus Stalldung, Kompost, Jauche, Horn- und Knochenmehl verwenden. Zudem ist die Verwendung von Düngemitteln bei

Heilpflanzen oft fraglich. Untersuchungen der Budapester Universität für Gartenbau und Lebensmittelindustrie zeigten, daß der Hypericingehalt des Johanniskrauts durch Düngung nicht beeinflußt wird. Allerdings senkt die Gabe von Dünger den Gehalt an ätherischen Ölen.

Zum Anpflanzen des Johanniskrauts eignen sich alle Bodentypen. Die Pflanze bevorzugt jedoch sandige und steinige Lehmböden an sonnigen und trockenen Standorten. Die Vermehrung des Johanniskrauts kann auf drei verschiedenen Wegen erfolgen:

1. Durch Aussaat von Samen ins Freiland entweder im Frühjahr oder im Herbst,
2. durch Stecklingszucht (aus einer Herbstaussaat),
3. durch Stockteilung möglichst im Herbst.

Die sicherste Methode der Vermehrung ist die Stockteilung, wobei die bereits drei- bis vierjährigen Pflanzen in vier bis sechs Teile geteilt werden sollten.

Eine andere Alternative ist die Stecklingszucht aus einer Herbstaussaat. Dazu sollte im November gesät und die Stecklinge ab Ende Mai an ihrem endgültigen Standort angepflanzt werden, wobei die optimale Samenmenge 60 bis 80 Gramm pro Quadratmeter beträgt.

Die Entfernung zwischen den Reihen soll 60 bis 70 Zentimeter betragen; die Stockentfernung bei der Stecklingsauspflanzung 25 bis 30 Zentimeter. Die Johanniskrautpflanze kann bis zu drei bis vier Jahren am selben Standort bleiben.

Eine kleine Geschichte der Kräuterheilkunde

Die Beziehung zwischen Mensch und Natur in den alten Hochkulturen und in der Gegenwart

Wollen wir nicht nur die botanischen Eigenschaften und therapeutischen Anwendungsmöglichkeiten einer Heilpflanze kennenlernen, sondern auch ihre jahrtausendealte Geschichte verstehen, sind wir gezwungen, uns mit dem Geist der Zeit, in dem die Pflanzen noch einen ganz anderen, viel höheren Stellenwert hatten, vertraut zu machen.

Lange vor unserem heutigen wissenschaftlichen Zeitalter verehrten die Menschen in Pflanzen, Tieren und Steinen eine höhere Kraft und pflegten mit deren Hilfe eine regelmäßige, intensive und persönliche Verbindung zu den Göttern. Die Natur verstand man als Medium zwischen Gott und Mensch.

Mit ihrer reichen Pflanzenwelt hat uns die Natur einen Schlüssel zu Krankheit und Gesundheit gegeben, der nicht nur von Heilkundigen, sondern auch vom »Alltagsmenschen« benutzt werden kann. Sie liefert dem Menschen das Mittel zur Heilung, vorausgesetzt, er weiß damit umzugehen.

Die tibetische Medizin kannte allein 700 mineralische, pflanzliche und tierische Arzneimittel, die in folgende Kategorien eingeteilt wurden:

1. Edelsteine und Metalle
2. Substanzen, die aus Steinen und Mineralien gewonnen wurden
3. Heilerden
4. Exsudate und Sekrete

5. Heilsubstanzen von Bäumen
6. Heilsubstanzen aus gekochten Extrakten verschiedener Pflanzenteile
7. Heilpflanzen, Kräuter und Gräser
8. Heilsubstanzen aus Tieren

Auch die jahrtausendealten medizinischen Schriften aus China und Ägypten oder die der Inkas zeigen, daß jeder Bestandteil der Natur – seien es nun Mineralien, Pflanzen, Tiere oder die sich abwechselnden Jahres- und Tageszeiten sowie die jeweiligen klimatischen Verhältnisse – bei Krankheit und Gesundheit der Menschen bzw. Tiere einbezogen wurden.

Symbole und Rituale, die eng mit dem Heilungsvorgang und der medizinischen Anwendung der Pflanzen verbunden waren, sind in früheren Zeiten ebenso wie heute in der Volksmedizin unerläßlich.

Krankheit und Gesundheit waren in den alten Hochkulturen göttlichen Ursprungs, genauso wie die Natur selbst.

Die alten Ägypter, deren Leben am intensivsten mit der Natur verflochten war, ehrten und fürchteten sie mehr als alle anderen Völker. Die gesamte Landwirtschaft, der Tempel- und Hausbau sowie Feste und Riten richteten sich nach den Naturgesetzen. Aus den alten medizinischen Schriften der Ägypter kann man die magisch-religiöse und gleichzeitig medizinische Verwendung aller Naturelemente ersehen. Alle Naturfeste in den alten Hochkulturen beinhalten die kultische Verehrung der Pflanzen: Zu Beginn der Erntezeit wurde das »Fest der Göttin Renenutet« gefeiert. Sie war die »Herrin des Fruchtlandes«, die »Herrin der Speisen« sowie die »Herrin der Scheunen« und garantierte das Wachstum und Gedeihen auf den Feldern und in den Gärten. Daher dankten die Ägypter der schlangenförmigen Göttin eine gute Ernte mit der Darreichung der ersten Ernteerträge und Weinproben.

Die religiösen und kultischen Feste hatten genauso wie die magische Anwendung bestimmter Heilmethoden eine positive psychotherapeutische Wirkung:

Die Ägypter verbrannten Räuchermittel in ihren Tempeln, um die Götter zu besänftigen, zu erfreuen oder ihnen zu danken. Dabei handelte es sich um Pflanzen (z. B. Weihrauch und Myrrhe), die auch bei der Krankenbehandlung eine Rolle spielten. Diese »heiligen Pflanzen« konnten in vielen Fällen die geistig-seelischen Selbstheilungskräfte des Kranken aktivieren und dadurch eine Verbesserung, in manchen Fällen sogar Heilung, erzielen. Heute nennen wir das den Placebo-Effekt: Der Kranke fühlt sich aufgrund seines Glaubens oder psychischen Zustands auch körperlich besser. Neben religiösen Zwecken hatten die Pflanzen auch antiseptische und luftreinigende Eigenschaften.

Der Natur mit dem nötigen Respekt zu begegnen wäre gerade in der heutigen Zeit besonders wichtig. Es gibt bestimmte Grundgesetze, die verstanden und eingehalten werden sollten, wenn man mit der Natur in Harmonie leben will. Das erste ist der richtige Umgang mit den unwiederbringbaren Kräften der Natur.

Der Urmensch war darauf angewiesen, daß er die nahrhaftheilenden von den giftig-tödlichen Pflanzen bzw. Tieren unterscheiden konnte. Wollte er überleben, war für ihn das Wissen um die »Bedürfnisse« dieser Pflanzen und Tiere unumgänglich. So war der eine auf den anderen angewiesen, und es bestand ein Gleichgewicht zwischen den unterschiedlichen Lebewesen. Leben und Tod hingen weitgehend davon ab, ob man wußte, was man essen und trinken darf und wie man mit den Quellen dieses »Natur-Gottes« richtig umgeht.

Diese Urkenntnis ist verlorengegangen, und wir haben heute kaum noch Ahnung davon, was wir täglich durch unsere Nahrung aufnehmen. Die chemischen Bestandteile oder die

Art und Weise, wie Pflanzen und Tiere behandelt werden, sind uns nicht bekannt.

Der Zuwachs an Allergien und viralen/bakteriellen Infektionskrankheiten der letzten Jahrzehnte könnte als letzte Warnung verstanden werden, unsere Kontrollen bei der Lebensmittelproduktion zu verschärfen. Gleichgültigkeit gegenüber unserer Nahrung, die für viele Krankheiten verantwortlich ist, führt dazu, daß die Herstellung natürlicher Lebensmittel ohne chemische und hormonelle Zusätze als unwirtschaftlich verworfen wird.

Auch die in der Pharmakologie verwendeten Heilpflanzen werden nach ökonomischen Gesichtspunkten angebaut, d. h. chemische Pflanzenschutzmittel kommen in großem Maß zum Einsatz.

Aus diesen Gründen lohnt es sich, sich beim Einkauf über die Herkunft der Pflanzen sowie der Fertigpräparate genau zu informieren. Damit kann die größtmögliche Wirksamkeit der Pflanze gewährleistet und die natürliche Produktion von Pflanzen unterstützt werden.

Die magische, kultische und medizinische Bedeutung der Pflanzen

Das in Syrien entdeckte königliche Archiv von Ebla, das etwa 4000 Jahre alt ist, bestätigt die Anwendung von Pflanzen in der mesopotamischen Medizin. Der babylonische König Hammurabi (1700 v. Chr.) beschrieb auf seinem berühmten Tafelkodex u. a. die Anwendung und den Anbau von Heilpflanzen. Auch in der alten ägyptischen Medizin (1600 v. Chr.) finden sich zeitgeschichtliche Dokumente wie beispielsweise das *Papyrus Ebers,* in dem über 700 Pflanzen beschrieben werden – darunter Heilpflanzen, die heute noch in der Medizin verwendet werden, wie z. B. Sennesblätter, Rizinus und Opium.

Die Griechen behaupteten, daß die Ägypter Zwiebeln, Rettiche und Knoblauch nicht nur anwendeten, sondern sogar göttlich verehrten. Laut Herodot seien sie im damaligen Orient das gesündeste Volk gewesen: Die Ärzte haben ihren Patienten monatlich an drei nacheinander folgenden Tagen Abführmittel aus Heilpflanzen verabreicht, um sie von allen »krankmachenden Speiseresten« zu befreien. Das ist mit den Heil- und Entschlackungskuren von heute vergleichbar – diese werden ebenfalls mit Abführmitteln unterstützt, um den Körper zu entlasten und entgiften.

In den alten Hochkulturen wurde die spirituelle und medizinische Verwendung der Pflanzen nicht voneinander getrennt. Heilpflanzen hatten früher und haben auch heute in der Volksmedizin mystische Bedeutung, genauso wie die Begriffe Krankheit und Heilung.

Es war der berühmte griechische Arzt **Hippokrates** (um 460 v. Chr.), der als erster versuchte, die magischen und religiösen Aspekte der Pflanzen von den »rein medizinischen« zu unterscheiden. Die Schulmedizin, die eigentlich mit Hippokrates ihren Anfang nahm, aber erst über 2000 Jahre später fortgeführt wurde, bedient sich ausschließlich solcher Heilmethoden, die einen kausalen Zusammenhang erkennen lassen und experimentell wiederholbar sind. Dadurch wurden die magisch-rituellen Heilaspekte der Pflanzen völlig ignoriert und sogar als unwissenschaftlich und unseriös verworfen.

Dies ist u. a. auch die Ursache für die späte Aufnahme der Heilpflanzen in die moderne Pharmakologie. Lange Zeit konnte bei Experimenten mit diesen keine Wechselwirkung zwischen den Inhaltsstoffen und dem Heilungsprozeß nachgewiesen werden. Die Pharmakologen verwenden nur Pflanzen, deren Wirkungsweise wissenschaftlich erklärbar ist.

Unsere Heilpflanzen geben den Wissenschaftlern immer noch viele Rätsel auf, da ihre Auswirkungen oft nur sehr schwer oder gar nicht erkennbar sind. Johanniskraut ist dafür ein gutes Beispiel.

Die kontinuierliche Entfernung des Menschen von der Natur – v. a. in den letzten 150 Jahren – hat die oben genannte wissenschaftliche Einstellung begünstigt. Für die Ärzte der Antike und die Heilkundigen des Mittelalters war die praktische Naturkenntnis eine Selbstverständlichkeit. Dadurch kannten sie auch die anderen magisch-kultischen Aspekte der Natur.

Paracelsus verband in seiner Heilkunde alle Bereiche miteinander. Das Johanniskraut nannte er den »Sonnenschein der Seele«. Die Seele, die selbstverständlich zusammen mit dem Körper behandelt wurde, verstand er als Geist im spirituellen Sinne.

Unsere heutige Einstellung gegenüber Depressionen und anderen psychischen Störungen erlaubt sowohl die medikamentöse Behandlung (synthetische und pflanzliche Psychopharmaka) als auch die »neue Form der alten Geistheilung«, die wir heute psychotherapeutische Behandlung nennen.

Sedative Pflanzen sowie aufheiternde Kräuterauszüge – z. B. Johanniskraut – wurden den Kranken bereits in den alten Kulturen verabreicht. Das meistverbreitete Mittel war das Opium und das Bilsenkraut. Beide wurden nicht nur für Stimmungsänderungen, sondern auch für mystische Zwecke eingesetzt: Um sich für Weissagungen in Trance zu versetzen, benutzten Medizinmänner und Schamanen diese Mittel. Allen alten Kulturen, ob in Yucatán, Griechenland oder auf der Osterinsel, war der Gebrauch von heiligen Pflanzen und deren Duftstoffen gemeinsam.

Im Tempel von Heliupolis, in dem der Sonnengott Ra verehrt wurde, verbrannte man dreimal täglich Räucherwerk: bei Sonnenaufgang Harz, zur Mittagszeit Myrrhe und bei Sonnenuntergang eine Mischung aus 16 Ingredienzen. Neben religiösen Zwecken dienten die verbrannten Pflanzen auch als antiseptisches und luftreinigendes Mittel bei Krankheiten und Epidemien. Eine alte babylonische Schrifttafel enthält die Beschwörungsformel gegen Fieber:

> *»Den Kranken sollt ihr lagern/ihr sollt sein Gesicht bedekken/Zypressenholz und Kräuter verbrennen/damit die großen Götter das Böse von ihm nehmen/damit der böse Geist Platz macht./Möge ein wohlgesinntes Wesen/ein freundlicher Geist/zur Stelle sein.«*

Diese Beschwörungsformel zeigt, daß das Zypressenholz als Räuchermittel mit seinen ätherischen Ölen desinfizierend wirkt und Verkrampfungen der Atemwege löst – ähnlich wie die heutige Verwendung der ätherischen Öle in Duftlampen.

Die Ägypter haben u. a. Zedernholzöl für die Mumifizierung der Toten verwendet. Die bakterizide und antiparasitäre Wirkung der ätherischen Öle war ihnen also bereits bekannt. Zudem galt die Zeder als der Baum der Unsterblichkeit. Galen, der berühmte römische Leibarzt von Marc Aurel, empfahl die Anwendung des Zedernharzes zur Schwangerschaftsverhütung:

> *»Dazu wird das Glied oder die Scheide mit dem Zedernöl eingestrichen. Dieses soll die Spermien sofort befruchtungsunfähig machen.«*

Aus der langen Geschichte der Kräuter ersehen wir, daß in den verschiedenen Epochen die unterschiedlichsten Heilwirkungen der Pflanzen bekannt waren. Die einzige Ausnahme bildet die Gegenwart. Aber nicht die Pflanzen haben einige ihrer früheren Eigenschaften verloren, sondern wir sind diejenigen, die davon überzeugt sind, daß wir auch ohne die magisch-spirituellen Qualitäten im Leben zurechtkommen.

Das Natur- und Pflanzenwissen der größten Heilkundigen der Antike und des Mittelalters

Der wissenschaftliche Empirismus in der Medizin ist – wie so oft behauptet wird – nicht erst im 19. Jahrhundert entstanden. Er war bereits vor 2500 Jahren durch **Hippokrates** vertreten. »Der Vater der Heilkunde«, der auf der griechischen Insel Kos um 460 v. Chr. geboren wurde, hat jedoch auch andere Faktoren – z. B. geographische Lage, Wetter, Alter des Menschen, Ernährung – in den Heilungsprozeß mit einbezogen. Er schuf die wissenschaftliche Grundlage für die Schulmedizin, indem er rein medizinische Abhandlungen ohne jegliche religiöse und kultische Betrachtungen verfaßte. Als genauer Beobachter beschrieb er alle Krankheiten als natürliche Phänomene, die aus einem äußeren und/oder einem inneren Ungleichgewicht stammen.

Gleichzeitig stellte er jedoch nicht nur Diagnosen und Prognosen auf, sondern beschrieb auch die richtige »krankheitsspezifische« Ernährungsweise und gesundheitsfördernde Lebensgewohnheiten für den Kranken. Seine gesammelten Schriften, das *Corpus Hippocraticum* enthalten u. a. die Beschreibung und Verwendung zahlreicher Heilpflanzen in der Medizin. Er führte die stark wirkenden Sedativa Opium und Bilsenkraut als Beruhigungs- und Schmerzmittel in die Heilkunde ein. Auch die heilsam wirkenden Eigenschaften von Nutzpflanzen waren ihm bekannt.

Sein medizinisch-philosophisches Werk *Über die Luft, die Gewässer und Orte* handelt von den Einflüssen der unterschiedlichen geographischen Gegebenheiten auf die Charaktermerkmale des Menschen. Demnach wirken sich Gebirge, Flachland und Flüsse unterschiedlich auf die Gemütslage der Bewohner aus. Auch ihre seelische und körperliche Belastbarkeit entwickelt sich dementsprechend:

»An solchen Orten, an denen es keine gravierenden Änderungen gibt, ist weder die Seele noch der Körper fähig, Schwierigkeiten zu erdulden. Asien unterscheidet sich sehr von Europa, hinsichtlich der aus der Erde wachsenden Pflanzen und der Natur der Menschen. In Asien wächst alles viel schöner und größer; diese Gegend ist sanfter, milder als andere, und auch der Charakter der Bewohner ist ausgeglichener und freundlicher. Die Ursachen dafür verbergen sich in der Mäßigkeit der Jahreszeiten und darin, daß sie sich in der Mitte, zwischen dem Sonnenaufgang im Osten und weit von der Kälte befindet.«

Dioskurides Pedanios, der bedeutende griechische Arzt aus Anazarbos (Kilikien), ist der berühmte Botaniker und Pharmakologe des Altertums. Er lebte unter Nero und Vespasian in Rom, war Militärarzt im römischen Heer und hatte dadurch die Gelegenheit, viele Länder zu bereisen und aus eigener Erfahrung über die Pflanzen zu berichten. Sein Werk *De materia medica* besteht aus fünf Büchern und handelt u. a. von Aromen, Ölen, Salben, Bäumen, Säften und Früchten. Er beschrieb verschiedene Getreidearten, Gemüse, Kräuter und Mineralien sowie deren Einflüsse auf Krankheit und Gesundheit. Es zählt über 500 Heilpflanzen und Drogen auf und wurde fast 2000 Jahre lang als Handbuch in der Pharmakognosie (Wissenschaft der Heilpflanzen) verwendet. Aus seiner Arzneimittellehre stammt das folgende Zitat, das er alten Patienten empfahl:

»Von den Broten soll er selbstverständlich weder die essen, die nicht genügend Salz oder Sauerteig haben und nicht genug geknetet und ausgebacken sind, noch das von feinstem Weizenmehl und das daraus gefertigte Backwerk; denn das alles ist schlecht verdaulich, macht dicke Säfte und verstopft die Eingeweide.«

Dieses Zitat erinnert an die heute bekannte Empfehlung, daß Vollkornbrot gesünder ist als Weißbrot.

Dioskurides berücksichtigt in seiner Lehre vor allem das Alter des Kranken und gibt detaillierte Ernährungsvorschläge für alte Menschen.

In seinem im Mittelalter erschienenen *Kräuterbuch* ist das Johanniskraut unter dem mittelalterlichen Namen Hartheu erwähnt.

Ein Zeitgenosse von Dioskurides war **Gajus Plinius Secundus** (1. Jahrhundert n. Chr.), ein großer römischer Wissenschaftler auf dem Gebiet der Botanik. Ähnlich wie Dioskurides war er oft auf Reisen, auf denen er neben der Erfüllung seiner militärischen Aufgaben im römischen Heer – u. a. in Germanien – die Natur studierte.

Am intensivsten konnte sich Plinius seiner Berufung unter der Herrschaft von Nero widmen, da er sich mit der Begründung *»Nero sei der größte Gegner der Menschheit«* aus dem öffentlichen Leben zurückzog. Er war ein besessener Forscher: Selbst in den Zeiten, in denen er selbst nicht lesen konnte – z. B. während seiner Mahlzeiten und auf Reisen –, ließ er sich vorlesen.

Der Großteil seines Werkes ist leider verlorengegangen. In der noch erhaltenen 37bändigen *Naturalis historia* berichtet er uns u. a. vom Kosmos und der Tier-, Pflanzen- und Mineralienwelt. Ein Teil der neunbändigen Pflanzenkunde handelt von Heilkräutern und Arzneien, die aus Pflanzen und Tieren hergestellt werden.

In seinen Schriften hat es Plinius nie versäumt, die Leser mit nützlichen gesundheitsfördernden Ratschlägen zu versorgen:

»Die Griechen haben berechtigterweise ihren berühmten Wein 'Leben' genannt, denn er wurde in der Behandlung vieler Krankheiten verwendet (...) Der Schierling ist Gift für

den Menschen, aber auch der Wein ist Gift für den Schierling (...), so, daß wir mit Recht behaupten können, daß nichts nützlich für die Körperkräfte sein kann, wenn wir darin kein Maß halten, und nichts ist gefährlicher als der Genuß, der keine Grenzen kennt.«

Plinius wollte mit den obigen Zeilen nichts anderes sagen, als das, was auch Hippokrates vermittelt hat: »Gift und Arznei unterscheiden sich nur in ihrer Dosis.«

Der große Arzt aus Kleinasien **Claudius Galenus,** auch Galen genannt (zweites Jahrhundert n. Chr.), war der Leibarzt von Marc Aurel. Galen stellte sehr viele verschiedene Arzneien (hauptsächlich pflanzliche) her und hat die Qualität der Pflanzen nach der »Vier-Säfte-Theorie (warm, kalt, trocken und feucht) eingeteilt. Aufgrund seines geschlossenen therapeutischen Systems wurde er zum »Vater der Pharmazie«.

Neben seinen Arzneirezepturen schrieb Galen viel über Bäder, Massagen, Atem- und Körperübungen; Maßnahmen, die – auch nach Meinung anderer Ärzte der Antike – für die Gesundheit unerläßlich sind.

Die auf der exakten Beobachtung und Erfahrung beruhende Heilkunde, die von allen Ärzten der Antike in verschiedenem Ausmaß praktiziert wurde und deren größter Vertreter Hippokrates war, verschwand mit dem Mittelalter. Die Medizin des Abendlandes stand während dieser Zeit mit wahllosen Aderlässen und Dogmen auf einer sehr niedrigen Stufe.

Als die einzigen Einrichtungen, die echte Wissenschaft und Medizin pflegten, galten die Klöster: In ihren Gärten wurden Heilpflanzen angebaut und zu Arzneien weiterverarbeitet.

Die größte Heilkundige des frühen Mittelalters, die Äbtissin **Hildegard von Bingen** (1098–1179), bezeichnete ihr eigenes

Wissen als »*göttliche Eingebung*«. Neben ihren Visionen und Weissagungen, die von Fürsten, Kaisern und Päpsten angehört wurden, hat sie die vom Volksmund überlieferten Naturheilmittel verwendet. Sie bezog auch die »Vier-Säfte-Theorie« mit ein.

Neben medizinischen Schriften verfaßte Hildegard von Bingen auch mystische und religiöse Werke, die auf christlich-religiöse und platonische Quellen zurückzuführen sind.

Die sogenannte Vier-Temperamenten-Lehre (phlegmatisch, sanguinisch, cholerisch und melancholisch), die sie bei der Diagnose und bei der Beschreibung der Anfälligkeiten für Krankheiten verwendete, übernahm sie aus der Antike.

Ihr medizinisches Werk, die vierbändige *Physica* ist verlorengegangen, wurde später jedoch neu geschrieben; trotzdem sind die echten Texte der Äbtissin nur sehr schwer zu rekonstruieren.

Der große Schweizer »Reformarzt« des Spätmittelalters Theophrastus Bombastus von Hohenheim, auch **Paracelsus** genannt (1493–1541), war Sohn eines angesehenen alchimistischen Arztes. Nach dem Besuch einer Klosterschule wurde er bereits mit 17 Jahren auf eine Weltreise geschickt, an deren Ende er in Tübingen und Wien sowie an der berühmten Universität in Ferrara studierte, wo er über Hippokrates und Galen unterrichtet wurde. Dort erhielt er den Doktortitel der Inneren Medizin und der Chirurgie und wurde 1527 in Basel Lehrer für diese beiden Fächer.

Wegen seiner neuartigen Thesen mußte er allerdings nicht nur die Universität, sondern auch die Stadt verlassen: So eröffnete er seine erste Vorlesung mit folgenden Worten:

»Nicht Titel und Beredsamkeit, nicht Sprachkenntnis, nicht die Lektüre zahlreicher Bücher (...) sind Erfordernisse

eines Arztes, sondern die gründliche Kenntnis der Natur und Naturgeheimnisse, welche einzig und allein alles andere aufwiegen.«

So wie viele seiner Vorgänger der Antike hatte auch er die meiste Zeit seines Lebens mit Reisen und Auslandsaufenthalten verbracht. Paracelsus erkannte, daß die Heilkunst ohne kosmophysische und alchimistische Kenntnisse sowie ohne Naturkenntnisse nicht möglich sei, und sprach davon, daß Kosmos, Mensch, Tier, Pflanzen und die Welt der Mineralien eine Einheit bilden:

»Will man den Menschen lesen (begreifen) so muß man sich die einzelnen Buchstaben aus dem großen Buch der Natur zusammensuchen. Man muß nur hinaus in die Natur sehen: Mineral, Pflanze und Tier kann man anschauen wie Buchstaben. Der Mensch ist das Wort, welches man aus diesen Buchstaben zusammensetzen kann.«

Anders als viele Ärzte der Antike, die nach dem Prinzip der Gegensätze therapierten, verwendete Paracelsus die alte alchimistische Regel: Ähnliches mit Ähnlichem zu heilen. Daraus entstand seine berühmte Signaturenlehre.

Paracelsus hat in jeder Pflanze, genauso wie in jedem Menschen, individuelle Eigenschaften gesehen und war überzeugt davon, daß jede Krankheit mit einer bestimmten Pflanze geheilt werden kann.

Begriffserläuterungen

adstringierend: Körpergewebe zusammenziehende, blutstillende Wirkung.

Alchimie: Chemie des Mittelalters, die versuchte, unedle Stoffe in edle (besonders Gold) zu verwandeln.

antidiarrhöisch: gegen Durchfall wirkend.

antimikrobiell: gegen Mikroben (Mikroorganismen) wirkend.

Corpus Hippocratikum: alle Schriften der Sammlung entstanden 300 v. Chr. (Gründung der Alexandrinischen Bibliothek), einige stammen jedoch von anderen Autoren und wurden später als von Hippokrates stammende in die Sammlung integriert.

Droge: als Arznei verwendete getrocknete Pflanze.

Endogene Depression: typische Form von Depression von unterschiedlicher Dauer, zum Teil mit familiär gehäuftem Auftreten und häufig erkennbaren Auslösern.

Glioblastom: bösartige Geschwulst des Großhirns.

Hamilton-Depressionsskala (HAMD): eine zuverlässige, international anerkannte Methode zur Diagnose der Depression.

Hyperici herba: die Droge des Johanniskrauts. Sie hat eine grüngelbe Farbe, riecht mild würzig und balsamartig. Ihr Geschmack ist bitter.

Hämorrhoidalmittel: Arzneimittel zur Behandlung von Hämorrhoiden.

hämostatisch: blutstillende Wirkung.

Kardiakum: herzstärkendes Arzneimittel.

kosmophysisch: physische Erscheinungen, die mit der Entstehung und Entwicklung des Universums zusammenhängen.

Lichttherapie: Behandlung der saisonal abhängigen Depressionen (SAD) mit hellem, fluoreszierendem Licht.

Mazeration: Gewinnung von Drogen-Extrakten durch das Ziehenlassen von Pflanzenteilen in Wasser oder Alkohol bei Zimmertemperatur.

Neurose: krankhafte Störungen der Erlebnisverarbeitung mit längerfristigen Störungen des Erlebens, Verhaltens, der Persönlichkeit bzw. körperlicher Vorgänge, die meist auf einer erlebnisbedingten (erworbenen) seelischen Fehlentwicklung beruhen.

Noradrenalin: Hormon des Nebennierenmarks, das zusammen mit Adrenalin den natürlichen Reizübermittler des vegetativen Nervensystems darstellt. (Depressive Menschen haben eine erniedrigte Konzentration der Noradrenalin- bzw. Serotoninmetaboliten.)

Obstipation: Stuhlverstopfung.

Pavor nocturnus: nächtliches Aufschrecken aus dem Schlaf.

Phototoxizität: Photosensibilität mit stark toxischer Wirkung.

Photosensibilität: Steigerung der Licht- bzw. Strahlenempfindlichkeit der Haut.

Phytotherapie: Behandlung von Krankheiten mit pflanzlichen Mitteln.

Psycho-Phytopharmaka: pflanzliche Gesamtauszüge mit stimulierenden oder dämpfenden Wirkungen auf das zentrale Nervensystem.

psychotrope Pflanzen: auf die Psyche einwirkende, psychische Prozesse beeinflussende Pflanzen.

Rote Liste: vom Bundesverband der pharmazeutischen Industrie herausgegebenes Verzeichnis von Fertigarzneimitteln, Drogen und Naturstoffen, die im Deutschen und Europäischen Arzneibuch enthalten sind. (Etwa die Hälfte der dort angegebenen Arzneimittel sind pflanzlicher Herkunft.) Die Gelbe Liste verzeichnet ebenfalls Arzneimittel, erscheint jedoch vierteljährlich.

sedierend: beruhigend.

Serotonin: ein Neurotransmitter (biogenes Amin), der für die Übertragung von Nervenimpulsen von einer Hirnnervenzelle zur anderen verantwortlich ist. (Depressive Menschen haben eine erniedrigte Konzentration der Noradrenalin- bzw. Serotoninmetaboliten.)

Serotonin-Wiederaufnahmehemmer: antidepressive Pharmaka, die die Aminkonzentration im synaptischen Spalt durch Wiederaufnahmehemmung von Serotonin erhöhen. Sie haben relativ wenige Nebenwirkungen.

Signaturenlehre: Pflanzenlehre, die besagt, daß die Pflanze in Form und Aussehen ihre Funktion wiederspiegelt.

Trizyklische Antidepressiva (TZA): Medikamente, die den Wirkstoff Imipramin enthalten. (Sie haben viele unerwünschte Nebenwirkungen.)

Vier-Säfte-Lehre: das Ungleichgewicht der vier Säfte: 1. warm, 2. kalt, 3. trocken, 4. feucht. Soll nach Hippokrates im Körper Krankheiten verursachen. Auch die Pflanzen und Medikamente wurden aufgrund der Vier-Säfte-Lehre eingeteilt. Die Lehre ist auch als »Humoralmedizin« bekannt.

Winterdepression: saisonal abhängige Depression (SAD). Sie ist eine Unterform der Major-Depression, die sich durch regelmäßig auftretende Symptome im Herbst und Winter und eine Remission dieser Symptomatologie im Frühjahr und Sommer auszeichnet.

Literaturverzeichnis

Bardeau, Fabrice: *Die Apotheke Gottes,* Berlin 1993

Clifford, Terry: *Tibetische Heilkunst,* Berlin 1990

Friedell, Egon: *Kulturgeschichte Ägyptens und des Alten Orients,* München 1994

Haerkötter, Gerd: *Heilkräuter gestern und heute,* Frankfurt/Main 1983

Hänsel, R.; Haas H.: *Therapie mit Phytopharmaka,* Heidelberg 1983

Holzhausen, Ingrid (Hrsg.).: *Weisheit der Völker,* München 1991

Jones, Alex: *Die Geheimnisse der Farben,* Aitrang 1991

Leibold, Gerhard: *Heilpflanzen kennenlernen und anwenden,* München 1978

Mihaliescu, Gisela und Andreas: *Gegen jede Krankheit ist eine Pflanze gewachsen,* Reinbek bei Hamburg 1984

Nuber, Ursula: *Stichwort Depressionen,* München 1993

Pelt, Jean-Marie: *Pflanzenmedizin,* Düsseldorf 1983

Roth, Lutz: *Hypericum, Hypericin: Botanik, Inhaltstoffe, Wirkung,* Landsberg 1990

Sandhack, Herman A.: *Die Kultur der Heilpflanzen,* Stuttgart 1953

Schulte-Uebbing, Claus: *Hl. Hildegard: Frauenheilkunde,* Augsburg 1995

Zeitschriften

Geyer, Erwin: *Paracelsus – 500 Jahre,* in: Naturheilpraxis 6/93

Keibel, Edzard F.: *Spagyrik und Alchymie,* in: Naturheilpraxis 4/94

Vollmer, Helga: *Die Therapie von Depressionen mit Johanneskraut,* in: Paracelsus Report 4/94

Hypericum als pflanzliches Antidepressivum; in: Zeitschrift für Phytotherapie 1/97

Schulz, V.; Hübner, W. D.; Ploch, M.: *Klinische Studien mit Psycho-Phytopharmaka,* in: Zeitschrift für Phytotherapie 6/97

Reuter, Hans D.: *Hypericum als pflanzliches Antidepressivum*, Kongreßberichte, in: Zeitschrift für Phytotherapie 1/97

Müller, Walter E.; Schäfer, Claudia: *Johanniskraut, In-vitro-Studie über Hypericum-Extrakt, Hypericin und Kämpferol als Antidepressiva*, in: Deutsche Apotheker Zeitung 13/96

Graubaum, H. J., Härtel, B.; Metzner, Ch.; Schneider B.: *Verbesserung der körperlichen Leistungsfähigkeit durch Knoblauch, Vitamin A und E und Johanniskraut*, in: Naturheilpraxis 5/94

HIV: Zweifel an Johanniskrauttherapien, in: Österreichische Apotheker Zeitung, Nr. 15, 28. 7. 1997

Glioblastome: Johanniskraut stoppt Tumorzellen, in: Zeitschrift für Phytotherapie 1/96

Verwendete ungarische Literatur

C. Plinius Secundus: *A természet históriája -A növényekröl-* Hungarian Translation 1987

Válogatások a Hippokratesi Gyüjteményböl, Gondolat 1991

Andrea Zsitnyányi: *Tárolóhely és csomagolási mód hatása néhány drog minöségére*, Budapest 1991, Universität für Gartenbau und Lebensmittelindustrie

Szilágyi Kálmán: *A Hypericum perforatum produkció-biológiai vizsgálata*, Budapest 1993, Universität für Gartenbau und Lebensmittelindustrie

Pluhár Zsuzsanna: *A Hypericum perforatum ch. Topaz honosítási kísérlete*, Budapest 1994, Universität für Gartenbau und Lebensmittelindustrie

Eva Soós: *A közönséges Orbáncfü-Hypericum perforatum L. termesztésbe vonása 1990*, Budapest 1990, Universität für Gartenbau und Lebensmittelindustrie

Jankovics Marcell: *A Nap könyve*, Csokonai Kiadó, Budapest 1996

Liste der Johanniskrautpräparate und ihrer Anwendungsgebiete

Handelsname	*Firma*	*Inhaltsstoffe*	*Dar-reich.-form*	*Anwendung/ Dosierung*
Analgetika/Antirheumatika (schmerzstillende Mittel)				
Atemaron N R30	Recke-weg	Arnica D3, Calendula D3, Dulcamara D3, Hamamelis D3, Hypericum D3, Rhus Tox. D3	Salbe	Morgens und abends, bei Bedarf auch öfter auf die betroffenen Stellen auftragen bzw. einreiben, ggf. auch einen Salbenverband auflegen.
Chiroplexan H	Pflüger	Acidum silicium D9, Calcium carbonicum Hahnemanni D10, Calcium phosphoricum D8, Euphorbia cyparissias D4, Hypericum perforatum D3, Symphytum officinale e radice D6	Tropfen	3- bis 6mal täglich 10 bis 15 Tropfen vor den Mahlzeiten einnehmen.
Hocura-Spondylose novo	Pascoe	Johanniskrautöl, DL-Campher	Salbe	Mehrmals täglich die befallenen Partien einreiben.
metaossylen	meta Fackler	Stannum metall. D8, Ferrum sesquichlor. D2, Mandragora e rad. D6, Bryonia D2, Hypericum D3, Piper methyst. D2	Tropfen	3mal täglich 15 bis 20 Tropfen.

Handelsname	*Firma*	*Inhaltsstoffe*	*Dar-reich.-form*	*Anwendung/ Dosierung*
Antidementiva (durchblutungsförderndes Mittel)				
Secale = Hevertoplex 147	Hevert	Arnica D6, Clematis D3, Helleborus niger D4, Hypericum D2, Lilium tigrinum D3, Magnesium phosphoricum D8, Polygonum D2, Rosmarinus officinalis D3, Secale cornutum D3, Veratrum viride D4, Zincum metallicum D8	Tropfen	Je nach Schweregrad 3- bis 4mal täglich 15 bis 20 Tropfen.
Antiphlogistika (entzündungshemmendes Mittel)				
Röwo-778 Symphytum Rö-Plex T (Röwo-778)	Pharmakon	Symphytum D6, Aqua silicata, Calendula Ø, Abrotanum Ø, Echinacea ang. Ø, Ruta Ø, Bellis perennis Ø, Helianthus annuus Ø, Hypericum Ø, Dulcamara Ø, Apis mellifica Ø, Arnica Ø, Aconitum D4	Tropfen	3- bis 5mal täglich 15 bis 25 Tropfen, bei akuten Prozessen stündlich 10 Tropfen in etwas Flüssigkeit einnehmen. Es empfiehlt sich, zusätzlich die schmerzhaften Stellen mit Röwo-777 Symphytum Salbe Rö-Plex einzureiben.
Traumeel S	Heel	Arnica D3, Calendula Ø, Hamamelis Ø, Echinacea ang. Ø, Echinacea purp. Ø, Chamomilla Ø, Symphytum D4, Bellis perennis Ø, Hypericum D6, Millefolium Ø, Aconitum D1, Belladonna D1, Mercurius solub. Hahnem. D6, Hepar Sulfuris D6	Salbe	Morgens und abends, bei Bedarf auch öfter auf die betroffenen Stellen auftragen bzw. einreiben, ggf. auch Salbenverband auflegen.

Handelsname	*Firma*	*Inhaltsstoffe*	*Darreich.-form*	*Anwendung/ Dosierung*
Traumeel S	Heel	Arnica D2, Calendula D2, Chamomilla D3, Symphytum D6, Millifolium D3, Belladonna D2, Aconitum D2, Bellis perennis D2, Hypericum D2, Echinacea ang. D2, Echinacea purp. D2, Hamamelis D1, Mercurius solub. Hahnem. D6, Hepar Sulfuris D6	Tabletten; Tropfen	Tabletten: 3mal täglich 1 Tablette; Tropfen: 3mal täglich 10 Tropfen, bei Weichteilschwellungen 3mal täglich 30 Tropfen.
Antitussiva/Expektorantia (Hustenmittel)				
Roth's RKT Tropfen	Infirmarius-Rovit	Ammonium bromatum D4, Arnica D3, Bellis perennis D2, Calcium phosphoricum D8, Causticum D4, Coccus cacti D4, Drosera D2, Farfara Ø, Hepar sulfuris D8, Hyoscyamus D4, Hypericum D2, Lobelia inflata D4, Melissa Ø, Phellandrium Ø = D1, Primula veris D4, Spong	Tropfen	Erwachsene 3- bis 4mal täglich 20 Tropfen, Schulkinder 3- bis 4mal täglich 15 Tropfen, Kleinkinder 3- bis 4mal täglich 10 Tropfen in etwas Wasser oder auf Zucker – lange im Mund behalten.
Dermatika (Hautmittel)				
Kneipp Johanniskraut-Öl N	Kneipp	frische Johanniskrautblüten	Öl	Mehrmals täglich einreiben.
Geriatrika (Mittel gegen Alterserscheinungen)				
Klosterfrau Aktiv-Kapseln	Klosterfrau	Knoblauch-Ölmazerat, Johanniskraut-WeizenkeimölMazerat, Retinol (Vitamin A), a-Tocopherolacetat	Kapseln	Bis zu 3 Monaten 3mal täglich 2 Kapseln, anschließend 3mal täglich 1 Kapsel vor den Mahlzeiten mit etwas Flüssigkeit.

Handelsname	*Firma*	*Inhaltsstoffe*	*Darreich.-form*	*Anwendung/ Dosierung*
Gynäkologika: Klimakterium-Therapeutika (Frauenheilmittel)				
Cefakliman N	Cefak	Lachesis D8, Sanguinaria D3, Cimicifuga Ø, Hypericum Ø	Tropfen	3- bis 4mal täglich 20 bis 30 Tropfen.
Mulimen	Fides	Agnus castus D3, Cimicifuga D4, Ambra D4, Hypericum D3, Urtica D3, Sepia D8, Calcium carbonicum D8, Kalium carbonicum D4, Gelsemium D4	Tropfen	4- bis 5mal täglich 15 bis 20 Tropfen in etwas Wasser vor dem Essen einnehmen; bei akuten Beschwerden alle 30 Minuten jeweils 10 Tropfen innerhalb von 2 bis 3 Stunden.
Naranofem	Pflüger	Anamirta cocculus D4, Caulophyllum thalictroides D2, Chamaelirium luteum D3, Cimicifuga racemosa D2, Hypericum perforatum D1, Potentilla anserina D1	Tropfen	3mal täglich 20 Tropfen.
Hämorrhoidenmittel				
Anisan	Pascoe	frischer Roßkastaniensamen, frische Kamillenblüten, Aluminiumacetat-tartrat-Lösung, Basisches Bismutgallat, Menthol, frische Hamameliszweige mit Blättern, Johanniskrautöl, Lebertran	Suppositorien; Salbe	2mal täglich nach dem Stuhlgang Salbe oder 1 Suppositorium.

Handelsname	*Firma*	*Inhaltsstoffe*	*Dar-reich.-form*	*Anwendung/ Dosierung*
Hypnotika/Sedativa				
Dystophan	Kattwiga	Avena sativa Ø, Hypericum D3, Jaborandi D4, Leonurus card. D2, Lycopodium D5, Palladium D12, Passiflora inc. D3, Phosphorus D10, Veratrum viride D4, Lycopus europ. Ø, Lupulin D3	Tropfen	2mal 20 Tropfen tagsüber, abends 30 Tropfen.
Noxom S	Fides	Avena sativa D1, Passiflora incam. D2, Hypericum D2, Valeriana D4	Tropfen	Morgens und mittags je 10 Tropfen, vor dem Schlafengehen 20 Tropfen mit etwas Flüssigkeit.
Phytogran	Dr. Grandel-Syn Pharma	Hopfendrüsen, Johanniskraut	Dragees	3mal täglich 1 bis 2 Dragees.
Psychotonin-sed. Kapseln/ Tinktur	Steiger-wald	Johanniskraut	Kapseln; Tinktur	Kapseln: 1- bis 2mal täglich 1 Kapsel mit Flüssigkeit einnehmen. Bei stärkeren Beschwerden kann die Tagesdosis auf 3mal täglich 1 Kapsel erhöht werden. Tinktur: 2mal täglich 20 Tropfen in etwas Flüssigkeit. Bei stärkeren Beschwerden kann die Tagesdosis auf 3mal 20 Tropfen erhöht werden.

Handelsname	*Firma*	*Inhaltsstoffe*	*Dar-reich.-form*	*Anwendung/ Dosierung*
Sedariston Tropfen	Steiner	Europ. Baldrianwurzel, Johanniskraut, Melissenblätter	Tropfen	3mal täglich 20 Tropfen in Flüssigkeit einnehmen. Dosierung für Kinder nach Alter: von 2 bis 5 Jahren 3mal täglich 4 bis 7 Tropfen; bis zu 12 Jahren 3mal täglich 7 bis 10 Tropfen.
Kardiaka (Herzmittel)				
Kneipp Herz- und Kreislauf-Tee	Kneipp	Weißdornbeeren, Rosmarinblätter, Herzgespannkraut, Johanniskraut, Mate grün	Tee	Zum Frühstück und nachmittags eine Tasse.
Psychopharmaka				
Aristoforat	Steiner	Johanniskraut	Kapseln	1- bis 2mal täglich (morgens und am frühen Abend) 1 bis 2 Kapseln vor den Mahlzeiten.
Cesradyston 200	Redel	Johanniskraut	Kapseln; Tropfen	Kapseln: 2mal täglich 1 Kapsel, bei stärkeren Beschwerden höchstens 4 Kapseln pro Tag. Schulkinder 1 Kapsel, bei stärkeren Beschwerden höchstens 2 Kapsel pro Tag. Tropfen: 2mal täglich je 1ml (ca. 25 Tropfen), bei stärkeren Beschwerden auf insgesamt 5 mal 1ml erhöhen, Schulkinder erhalten die Hälfte.

Handelsname	*Firma*	*Inhaltsstoffe*	*Dar-reich.-form*	*Anwendung/ Dosierung*
Echtronerval N	Weber & Weber	Angelica arch. Ø, Avena sat. Ø, Crocus sat. D2, Gelsemium semp. D3, Gentiana lut. Ø, Hypericum perf. Ø, Melissa offic. Ø, Myristica fragr. D3, Passiflora inc. Ø	Mixtur	3mal täglich 1 Teelöffel voll mit Wasser oder Fruchtsaft vor oder zwischen den Mahlzeiten, Kinder die Hälfte.
Hewepsychon uno	Hevert	Johanniskraut-trockenextrakt	Dragees	Erwachsene 1- bis 3mal täglich 1 Dragee; Kinder bis 12 Jahren 1- bis 2mal täglich 1 Dragee.
Hypericum Syxyl	Syxyl	Hypericum perforatum Ø, Hypericum perforatum D2, Hypericum perforatum D3	Lösung	Bei akuten Zuständen alle halbe bis ganze Stunde je 15 Tropfen; chronische Verlaufsformen: 1- bis 3mal täglich 15 Tropfen (evtl. in Wasser) einnehmen.
Hypericum-Phyton Tropfen/ Kapseln	Merckle	Johanniskraut-trockenextrakt	Tropfen; Kapseln	Tropfen: 3mal täglich jeweils 2ml zu den Mahlzeiten einnehmen. Bei Bedarf kann die Dosis auf 3mal täglich jeweils 4ml erhöht werden. Kapseln: 3mal täglich jeweils 1 bis 2 Kapseln zu den Mahlzeiten einnehmen.
Jarsin/-300	Lichtwer	Extr. Herba Hyperici (Johanniskraut-trockenextrakt)	Dragees	3mal täglich 1 Dragee zu den Mahlzeiten einnehmen.

Handelsname	*Firma*	*Inhaltsstoffe*	*Dar-reich.-form*	*Anwendung/ Dosierung*
Johanniskrautöl-Kapseln mit Lecithin	Twardy	Johanniskraut, Soja-lecithin	Kapseln	3mal täglich 1 Kap-sel.
Kira	Licht-wer	Extr. Herb. Hyperici (Johanniskraut-trockenextrakt)	Dragees	3mal täglich 1 Dra-gee einnehmen.
Kneipp Pflanzen-dragees Johannis-kraut 300	Kneipp	Johanniskraut	Dragees	3- bis 4mal täglich 1 bis 2 Dragees vor den Mahlzeiten.
Nervoregin Tabletten	Pflüger	Acidum phosphori-cum D1, Anamirta cocculus D3, Arnica montana Ø = D1, Avena sativa Ø, Cra-taegus Ø, Hyperi-cum perforatum D1, Passiflora incarnata Ø, Viscum album D1	Tablet-ten	3mal täglich 2 Ta-bletten nach den Mahlzeiten.
Neurapas	Pascoe	Johanniskraut, Pas-sionsblumenkraut, Lerchenspornwurzel, Eschscholzienkraut	Tablet-ten	1- bis 3mal täglich 2 Filmtabletten mit etwas Flüssigkeit.
Neuroplant forte	Spitzner	Johanniskraut	Kapseln	2mal täglich 1 Kap-sel vor den Mahlzei-ten mit reichlich Flüssigkeit einneh-men.
Neurotisan 300	Hanosan	Johanniskraut-trockenextrakt	Dragees	2- bis 3mal täglich 1 Dragee.
Psychatrin N/ Psychatrin Tropfen	Jossa-Arznei	Johanniskraut-trockenextrakt (6,7:1)	Dragees; Tropfen	Dragees: vormittags 2, nachmittags 1 Dra-gee unzerkaut mit et-was Wasser einneh-men. Tropfen: 3mal täg-lich 20 Tropfen.

Handelsname	*Firma*	*Inhaltsstoffe*	*Darreich.-form*	*Anwendung/ Dosierung*
Psychotonin forte Kapseln N/ Psychotonin M Tinktur	Steigerwald	Johanniskraut	Kapseln; Tinktur	Kapseln: 2mal täglich 1 Kapsel vor den Mahlzeiten mit etwas Flüssigkeit. Tinktur: 3mal täglich 20 bis 30 Tropfen vor dem Essen mit etwas Flüssigkeit.
Rephahyval	Repha	Johanniskraut	Tabletten	3mal täglich 1 bis 2 Filmtabletten.
Sedariston Konzentrat	Steiner	Johanniskraut, Europ. Baldrianwurzel	Kapseln	Erwachsene 2 bis 3 Kapseln; Schulkinder 1 Kapsel täglich.
Sedovegan Caps	Wolff	Johanniskraut	Kapseln	Je nach Bedarf 2 bis 8 Kapseln gleichmäßig über den Tag verteilt mit reichlich Flüssigkeit einnehmen.
Turineurin	Jenapharm	Johanniskraut	Kapseln	3mal täglich 1 Kapsel, im Bedarfsfall bis zu 3mal täglich 2 Kapseln.
Roborantia-Tonika (Stärkungsmittel)				
Anabol-Hevert	Hevert	Acid. picrinicum D6, Agnus castus D3, Cantharis D3, Cola vera D3, Conium D3, Damiana D2, Hypericum perf. Ø, Kalium jodat D2, Moschus D6, Nuphar lutea D2, Staphisagria D3, Strychn. phosph. D4, Yohimbinum D4	Tropfen	4mal täglich 20 Tropfen, in akuten Fällen 6mal täglich 30 Tropfen.

Handelsname	*Firma*	*Inhaltsstoffe*	*Dar-reich.-form*	*Anwendung/ Dosierung*
Umstimmungsmittel				
Kalovowen-N	Weber & Weber	Avena sat. Ø, Brassica olaracea e planta non floresc. Ø, Calendula offic. Ø, Chamomilla rec. Ø, Echinacea purp. Ø, Ginseng Ø, Hypericum perf. Ø, Silybum mar. Ø, Viola tric. Ø, Vitex agnus-castus Ø	Mixtur	Erwachsene 3mal täglich 1 Teelöffel nach dem Essen, Kinder 3mal täglich 10 Tropfen.
Urologika: Harnweginfektionstherapeutika				
Antinephrin M	Hanosan	Arctostaphylos uva-ursi Ø, Equisetum arvense Ø, Solidago virgaurea Ø, Phaseolus vulgaris var. nanus Ø, Betula pendula (Betula alba) Ø, Herniaria glabra Ø, Hypericum perforatum Ø, Artemisia absinthium Ø, Juniperus communis Ø	Tropfen	3mal täglich 20 Tropfen in 1 Teelöffel Wasser.
Wundbehandlungsmittel				
Unguentum Truw	Truw	Arnica Ø, Hypericum Ø, Echinacea angust. Ø, Calendula Ø	Salbe	Salbenverband, Einreibungen.

Danksagung

An dieser Stelle möchte ich mich für die freundliche Zusammenarbeit mit der Bibliothek der Budapester Universität für Gartenbau und Lebensmittelindustrie (Kertészeti és Elelmiszeripari Egyetem Könyvtára) bedanken. Die Leitung der Bücherei gewährte mir nicht nur einen Blick in das fast 500 Jahre alte Kräuterbuch von Hieronimus Bock (1539).

Ich danke den folgenden Studenten der Budapester Universität für Gartenbau und Lebensmittelindustrie für die Einsicht in ihre Diplomarbeiten über das Johanniskraut:

Szilágyi Kálmán: *A Hypericum perforatum produkció-biológiai vizsgálata,* Budapest 1993.

Pluhár Zsuzsanna: *A Hypericum perforatum ch. Topaz honosítási kísérlete,* Budapest 1994.

Eva Soós: *A közönséges Orbáncfü-Hypericum perforatum L. termesztésbe vonása,* Budapest 1990.

Andrea Zsitnyányi : *Tárolóhely és csomagolási mód hatása néhány drog minöségére,* Budapest 1991.

Mein Dank gilt auch der ungarischen Bibliothek für Medizingeschichte, die mir u. a. die alten Schriften von Dioskurides und Plinius dem Älteren zur Verfügung gestellt hat.

Die Kosmetikerin Eszter Nagy hat mir ihre Erfahrungen mit Johanniskraut anvertraut und auch in der Praxis gezeigt. Ihr Kosmetikstudio im Budapester Gellert-Bad verwendet ausschließlich Heilpflanzen aus kontrolliertem Anbau.

Sehr geholfen hat mir ebenfalls der Münchner Internist Dr. med. Paul Wolf, indem er mir seine Erfahrungen mit Johanniskraut mitgeteilt hat, das er als leichtes Antidepressivum in seiner Praxis seit Jahren erfolgreich verwendet.

Ich danke meinem Mann, meinen Schwestern und meiner Mutter, die mich bei der Recherche unterstützt haben.

Maria Szabó

Register

Abgeschlagenheit *s. u.* Erschöpfungszustände
Abwehrkräfte, Steigerung der 39
Ackerschachtelhalm 55
Ätherische Öle 25
AIDS 23, 36
Alchimie 17
Alkoholischer Auszug *s. u.* Tinktur
Altersbeschwerden 51
Altersdepressionen 59
Analgetika *s. u.* schmerzstillendes Mittel
Angstträume 53
Angstzustände 52
Anpflanzen 89ff.
Antidementiva *s. u.* durchblutungsförderndes Mittel
Antidepressiva, pflanzliche 7
Antike 11
Antiphlogistika *s. u.* entzündungshemmendes Mittel
Antirheumatika *s. u.* schmerzstillende Mittel
Antitussiva *s. u.* Hustenmittel
Anwendungsformen 39ff.
Apathie 54
Arnika, -blüten 59, 62, 64, 77, 84
Arnikatinktur 85
Arzneimittelverzeichnis *s. a.* Gelbe Liste, Rote Liste 7, 49, 50
Astrologische Gesichtspunkte 88
Aufguß 65, 66, 71, 72
Aussehen 20
Avocado-Öl 85

Badezusatz 55, 63, 64
Baldrian, -wurzel 53, 71, 76, 78
Benediktenkraut 64, 65
Beruhigungsmittel 114
Bettnässen 56
Bilsenkraut 96
Birkenblätter 63
Bitterklee 52
Bittersüßstengel 75, 85
Blasentang 58
Blütezeit 18, 21
Bluthochdruck 57
Brandwunden 58
Brennessel, -kraut, -blätter 55, 63, 67, 75
Brunnenkresse 58

Cheironswurzel 11
Curcumawurzelstock 64

Darreichungsform 110ff.
Dauereinnahme 76
Depressionen 25ff., 39, 59ff.
Depressive Verstimmung 60
Dermatika 112
Dosierung 110ff.
Dragees 39, 53, 110ff.
Durchblutungsförderndes Mittel 111
Durchfall 61

Eiche, Eichenrinde 56
Ekzem *s. u.* Hautausschlag
Entzündungshemmendes Mittel 111, 112
Erschöpfungszustände 61
Ethanol 48
Euphorisierende Wirkung 28ff.

Fenchel 73
Fertigpräparate 14, 49, 50, 110ff.
Filmtabletten 49, 50, 110ff.
Firma (Arzneimittelanbieter) 110ff.
Flavonoide 24
Frauenheilmittel 113
Frauenmantel 74, 78
Frischpflanze 39
Frostwunden 62
Frucht 21
Frühjahrsmüdigkeit 63
Furunkel 63

Gallenbeschwerden 64
Gegenanzeigen 40
Gelbe Liste *s. a.* Arzneimittelverzeichnis 49, 50
Gelenkrheumatismus *s. u.* Rheumatische Beschwerden
Gelenkschmerzen *s. u.* Rheumatische Beschwerden
Gelenkschwellungen *s. u.* Rheumatische Beschwerden
Gerbstoffe 24
Geriatrika *s. u.* Mittel gg. Alterserscheinungen 112
Gesamthypericingehalt 23, 48
Geschichte der Kräuterheilkunde 91ff.
Geschwüre im Magen-Darm-Bereich 65
Gesichts(dampf)bad 64, 68, 83
Gesichtsumschlag 68, 70
Gicht 66
Ginkgo-Biloba-Blätter 52
Ginseng, -wurzel 52, 70
Gürtelrose *s. u.* Herpes zoster
Gynäkologika *s. u.* Frauenheilmittel

Hämorrhoiden 68
Hämorrhoiden-Heilmittel 113
Hagebuttenschale 70
Hamamelisblätter 85
Handelsname (Arzneimittel) 110ff.
Harnweginfektions-Therapeutika 119
Hartheu *s. u.* Hypericum
Hautausschlag 54ff.
Hautmittel 112

Hauttypen 81, 82
Hautunreinheiten 67
Heidelbeerblätter 69
Heilbadezusatz 60
Heilbäder 61
Heilkundige 98ff.
Heublume 62, 75
Herpes simplex 69
Herpes zoster 70
Herz- und Kreislaufbeschwerden 71
Herzmittel 115
Hexenschuß *s. u.* Rheumatische Beschwerden
Hilfsmittel, -stoffe 40, 49, 50
Hochkulturen 91ff.
Holunderblüten 70
Hopfen 53, 78
Hustenmittel 112
Hyperforin 24, 77
Hypericin 14, 22ff., 48
Hypericingehalt 22ff.
Hypericum *s. u.* Johanniskraut
Hypericum-Extrakt 33
Hypericum perforatum *s. u.* Tüpfeljohanniskraut
Hypericum-Pflanze 18ff., 48
Hypnotika *s. u.* Beruhigungsmittel

Indikationsbereiche 32
Inhaltsstoffe 22ff., 110ff.

Johanniskraut, botanische Merkmale, Herkunft, Verbreitung 11, 18ff.
Johanniskrautbad 79
Johanniskrautextrakt 7, 39, 47ff., 49, 50, 53, 54, 60, 78
Johanniskrautfluidextrakt *s. a.* Tropfen 39, 51, 72
Johanniskraut gegen Beschwerden 51ff.
Johanniskrautöl 7, 14, 39, 41, 46ff., 55, 63, 65, 67, 68, 70, 73, 74, 77, 83
Johanniskrautprodukte 49
Johanniskrautsaft 39, 44ff. 51, 54, 57, 60, 62, 79
Johanniskrauttee, -kur 39, 41ff. 54, 60, 72, 73, 74, 78
Johanniskrauttinktur 39, 45ff. 49, 50, 55, 62, 83, 85, 72, 79
Johanniskraut-Trockenextrakt *s. a.* Dragees, Filmtabletten, Kapseln 39, 51, 72
Johanniskrautumschlag 83

Kaltauszug 66, 73
Kamille, -blüten 55, 56, 59, 62, 64, 66, 69, 75, 84
Kapseln 39, 49, 50, 110ff.
Kardika *s. u.* Herzmittel
Klettenwurzel 55, 69
Klimakteriumsbeschwerden 39
Klimatiteriums-Therapeutika *s. u.* Frauenheilmittel
Knoblauch 52
Kombination mit anderen Heilpflanzen 84ff.
Körner 21

Konzentrationsvermögen, Steigerung des 41
Kopfschmerzen 71
Kosmetik 80ff.
Kräuteraufgüsse 56, 57
Kräuterauflage 67
Kräutersaftkur 61
Kräuterteemischungen 53, 55, 57, 58, 61, 62, 63, 64, 67, 69, 70, 73, 75, 79
Kümmel, -früchte 64, 73

Lagern 88
Lavendelbad 79
Lavendelblüten 85
Leinsamen 66
Lichttherapie 33, 59
Lösungsmittel 49, 50
Löwenzahn 64, 65, 67, 75

Magenbeschwerden 72
Malve 56
Mehrjähriger Halbstrauch 18
Melatoninspiegel 31
Melisse, Melissenblätter 53, 76
Menstruationsbeschwerden 73
Migräne 71
Mittel gg. Alterserscheinungen 112
Mistel 52, 58, 71, 78
Monopräparate 49
Monotee 53, 64, 65, 73, 75

Naturkosmetische Produkte 83ff.
Nebenwirkungen 7, 34ff., 40
Neuronale Wiederaufnahme 33
Noradrenalin, -Wiederaufnahme 7, 33

Opium 96

Pestwurzblätter 64
Pfefferminzblätter 64, 73
Pflanzenfamilie 18
Pflanzensäfte 61
Pflanzentrockenextrakte 71
Pflanzliche Antidepressiva 28
Pharmakotherapie 59
Photosensibilisierung 24, 35, 40
Phytopharmaka 7, 28, 32
Protohypericin 23ff.
Pseudohypericin 23ff.
Psychopharmaka 115

Reaktive Depressionen 59
Rheumatische Beschwerden 74ff.
Ringelblume 56, 59, 62, 64, 69, 77, 85
Roborantia *s. u.* Stärkungsmittel
Rosmarin 58
Roßkastanie 69
Rote Liste *s. a.* Arzneimittelverzeichnis 7, 49, 50
Rotöl *s. u.* Johanniskrautöl

Salbe 110ff.
Sammeln von Johanniskraut 86ff.
Sammelzeit 21
Schafgarbe 69, 74, 75, 78

Schlafstörungen 76
Schlafteemischung 76
Schließgras 55, 63
Schmerzstillende Mittel 110
Schwangerschaft 41
Sedative Pflanzen 96
Sedativa *s. u.* Beruhigungsmittel
Seifenkraut 63
Selbstmedikation 51
Serotonin, -spiegel, -Wiederaufnahme 7, 31, 33
Sitzbäder 69, 76
Sonnenpflanzen 17
Stärkungsmittel 118
Stiefmütterchenkraut 55, 84
Stillzeit 41
Stoffwechselregulation 36
Süßholzwurzel 66
Synthethische Antidepressiva 7, 28, 32

Tabletten 39, 53, 110ff.
Teekur 61
Teemischungen 43ff.
Teufelskrallenwurzel 75
Tinkturen 61, 75, 77
Tips für das Sammeln 87
Tonika 118
Trocknen 88
Tropfen 39, 49, 50
Tüpfeljohanniskraut 11, 14, 19
Tumorzellen 23

Umschläge 56, 59, 64
Umstimmungsmittel 119
Urologika *s. u.* Harnwegsinfektions-Therapeutika

Verbreitung 19
Verletzungen 77
Vitalisierung 39
Vollbäder 76
Vorkommen 20
Vorteile 34

Wacholderbeeren 67, 75
Wechseljahrsbeschwerden 78
Wechseljahrsdepressionen 59
Weißdorn, -blüten, -blätter 52, 58, 71, 78
Weiße Taubnessel 74
Wermutkraut, -pflanze 52, 64, 65
Wetterfühligkeit 79
Winterdepressionen 33, 59
Wirkstoffmenge 49
Wirkungsweise 32ff.
Wundbehandlungsmittel 119

Xanthonderivate 25

Zentralnervensystem 35
Zinnkraut 62, 64, 69